Vorwort zur 5. Auflage

W0052566

Konzeption und Aufbau des Buches haben sich bewährt und wurden bei-behalten. Die Kapitel Strahlenphysik und Bildgebende Diagnoseverfahren haben wir intensiv überarbeitet bzw. durch Beispiele nach dem aktuellen Stand der Technik ergänzt. Generell hat eine Farbe Einzug gehalten. Damit soll einerseits die Orientierung des Lesers verbessert und in den Grafiken die Gestaltung plastischer und lebendiger werden.

Alle Kapitel haben wir erneut sorgfältig durchgesehen und dort, wo erforderlich, die Verständlichkeit weiter verbessert.

Wir möchten die Leser erneut ermuntern, uns sowohl ihre Anregungen als auch ihre Kritik mitzuteilen – gern auch als e-mail.

Dem Georg Thieme Verlag und seinen Mitarbeitern danken wir für die konstruktive Zusammenarbeit.

Rutesheim, Winter 1998   FRIEDERIKE MARSCH
DETLEF MARSCH

Vorwort zur 1. Auflage

Die Physik ist in der Krankenpflegeausbildung ein Nebenfach. Ihr werden im Unterrichtsplan nur relativ wenig Stunden eingeräumt. Der Lehrende steht vor der Schwierigkeit, einen so komplizierten und komplexen Stoff für den Unterricht aufzubereiten. Für den Lernenden ist es nicht leicht, während des Unterrichts zu einem Verständnis für die physikalischen Zusammenhänge zu gelangen.

Dieses Buch setzt kein physikalisches Wissen voraus. Es versucht, die physikalischen Sachverhalte an Hand der krankenpflegerischen Praxis dem Leser verständlich zu machen.

Dieser Tatsache ist im Aufbau der Kapitel Rechnung getragen. Als Einführung wird stets ein Gerät, ein pflegerischer Handgriff oder ein Vorgang im menschlichen Körper beschrieben. Daran schließt sich die Erklärung des physikalischen Sachverhalts an. Sie wird in einem Merksatz und, sofern erforderlich, in einer Gleichung zusammengefaßt. Abschließend wird das einführende Beispiel mit der hergeleiteten Theorie erklärt.

Bei der Auswahl der Beispiele kam es uns auf eine verständliche Darstellung an. Deshalb mußten zum Teil starke Vereinfachungen in Kauf genommen werden.

Unser besonderer Dank gilt Herrn Prof. Dr. M. STOHRER, der das Manuskript durchgesehen hat. Seine hilfreichen Bemerkungen haben uns die Arbeit erleichtert und Fehler und Unklarheiten aufgedeckt.

Für ihre Hilfe bei der Erstellung des Manuskripts danken wir Frau ROSEMARIE WINKLER und Herrn KLAUS GÄRTNER.

Dem Georg Thieme Verlag und seinen Mitarbeitern, die zur Fertigstellung dieses Buches beigetragen haben, schulden wir Dank.

Berlin, im Frühjahr 1980

FRIEDERIKE MARSCH
DETLEF MARSCH

Inhaltsverzeichnis

1 Vorbemerkungen

1.1 Physikalische Größen

Die Physik befasst sich traditionell mit der unbelebten Natur. Der moderne Zweig der Biophysik untersucht die Gesetzmäßigkeiten der belebten Natur. Grundsätzlich aber ist die Physik eine messende Wissenschaft, d. h., neben der Frage nach dem „Wie" oder „Warum" steht gleichrangig die Frage nach dem „Wieviel" im Vordergrund. Die physikalische Beschreibung der Vorgänge und Zusammenhänge in der Natur erfolgt durch Messungen.

> **Merke:**
> Die physikalische Größe ist durch ihre Messbarkeit gekennzeichnet.
>
> Um einen physikalischen Sachverhalt eindeutig zu kennzeichnen, wurden physikalische Größen eingeführt, z. B. die Zeit, die Länge, das Gewicht, der Druck, die Wärmemenge usw.

Grundgrößen

Die Grundgrößen sind: *Länge, Masse, Zeit, elektrische Stromstärke, Temperatur* und *Lichtstärke*.

1.2 Einheiten

Eine physikalische Größe setzt sich aus der **Maßzahl** und der **Einheit** zusammen. Die Einheit ist ein ganz genau festgelegter Bezugswert. Der Bezugswert für das Kilogramm z. B. ist das Urkilogramm, das in der Nähe von Paris aufbewahrt wird. Mit der Maßzahl wird dann jeweils angegeben, wie viele dieser Einheiten gemessen wurden.

Tabelle 1.1   Grundgrößen und Grundeinheiten

Grundgröße	Grundeinheit	Symbol
Länge	Meter	m
Masse	Kilogramm	kg
Zeit	Sekunde	s
elektrische Stromstärke	Ampere	A
Temperatur	Kelvin	K
Lichtstärke	Candela	cd
Stoffmenge	Mol	n

1.2.1 Grundeinheiten

Die Grundeinheiten sind Einheiten, die den Grundgrößen zugeordnet sind (s. Tab. 1.1).

1.3   Abgeleitete Größen und Einheiten

Die Grundgrößen sind für die Beschreibung zahlreicher physikalischer Zusammenhänge nicht unmittelbar geeignet. Durch einfache mathematische Operationen (Multiplikation, Division, usw.) der Grundgrößen und Grundeinheiten erhält man abgeleitete Größen und Einheiten (s. Tab. 1.2). So wird z. B. aus der Grundgröße „Länge" die abgeleitete Grundgröße „Fläche" (Länge × Länge = Fläche). Die gleiche Rechenoperation (Multiplikation) auf die Grundeinheit angewandt, ergibt die abgeleitete Einheit Quadratmeter (Meter × Meter = Meter^2 bzw. 1m × 1m = 1m^2).

1.3.1 Vielfache und Bruchteile der Einheiten

Oftmals sind die Einheiten für die Beschreibung einer gegebenen physikalischen Größe unhandlich. Kein Arzt würde etwa als Mengenangabe für eine Injektion 0,005 l angeben. Stattdessen gibt er 5 ml (5 Milliliter) an. Der Buchstabe *m* vor dem *l* hat aus der unhandlichen Zahl 0,005 die handliche Zahl 5 gemacht. In Tab. 1.3 sind die wichtigsten Vielfachen und Bruchteile aufgeführt.

Tabelle 1.**2** Die wichtigsten physikalischen Größen

physikalische Größe	Zeichen	Einheit	Symbol	Bemerkungen
Länge	s	Meter	m	
Fläche	A	Quadratmeter	m^2	
Volumen	V	Kubikmeter	m^3	1 m^3 = 1000 l (Liter)
Masse	m	Milligramm	mg	
		Gramm	g	1 g = 1000 mg
		Kilogramm	kg	1 kg = 1000 g
Zeit	t	Sekunde	s	
		Minute	min	1 min = 60 s
		Stunde	h	1 h = 60 min
Frequenz	f	Hertz	Hz	1 Hz = 1 s^{-1}
Kraft	F	Newton	N	1 N = 1 kgm/s^2
Druck	p	PASCAL	Pa	1 Pa = 1 N/m^2
Energie	E	Joule	J	1 J = 1 Nm
Arbeit	W	Joule	J	
Wärmemenge	Q	Joule	J	
Leistung	P	Watt	W	1 W = 1 J/s
		Kilowatt	kW	1 kW = 1000 W
elektrische Stromstärke	I	Ampere	A	
elektrische Spannung	U	Volt	V	1 V = 1 W/A
elektrischer Widerstand	R	Ohm	Ω	1 Ω = 1 V/A
Temperatur	T	Celsius	°C	0 °C = 273,15 K
		Kelvin	K	
Brennweite	f	Meter	m	

1.4 Aggregatzustände

Die gesamte Materie kann in drei Erscheinungsformen auftreten: **fest** (Abb. 1.**1**), **flüssig** (Abb. 1.**2**) und **gasförmig** (Abb. 1.**3**). Jeder Zustand ist durch die Struktur und Beweglichkeit der Moleküle gekennzeichnet. Einen wesentlichen Einfluss auf die Beweglichkeit der Moleküle übt die Temperatur aus.

Tabelle 1.3   Vielfache und Bruchteile der Einheiten

Vorsilbe	Zeichen	Zehner-potenz	Beispiel
Giga	G	10^9	1 Gm = 10^9 m = 1 000 000 000 m
Mega	M	10^6	1 Mm = 10^6 m = 1 000 000 m
Kilo	k	10^3	1 km = 10^3 m = 1 000 m
Dezi	d	10^{-1}	1 dm = 10^{-1} m = 0,1 m
Zenti	c	10^{-2}	1 cm = 10^{-2} m = 0,01 m
Milli	m	10^{-3}	1 mm = 10^{-3} m = 0,001 m
Mikro	μ	10^{-6}	1 μm = 10^{-6} m = 0,000 001 m
Nano	n	10^{-9}	1 nm = 10^{-9} m = 0,000 000 001 m

Merke:
Die Beweglichkeit der Moleküle nimmt mit steigender Temperatur zu.

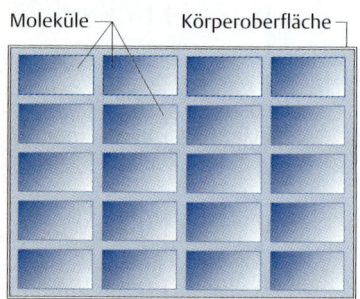

Moleküle   Körperoberfläche

Abb. 1.1   Aggregatzustand fest.

1.4.1 Fest

Die Moleküle haben eine regelmäßige Struktur und können ihre Position untereinander nicht tauschen. Sie bilden einen **Körper** mit einer bestimmten Gestalt.

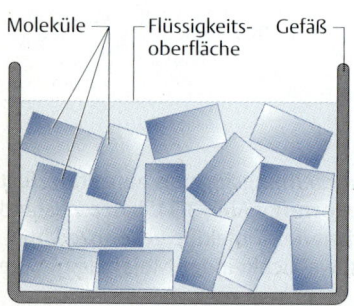

Moleküle   Flüssigkeits-oberfläche   Gefäß

Abb. 1.2   Aggregatzustand flüssig.

1.4.2 Flüssig

Die Moleküle liegen nicht mehr so dicht beieinander. Sie berühren sich zwar, sind aber ständig in Bewegung. Sie bilden eine **Flüssigkeit**, deren Gestalt sich der Form des jeweiligen Gefäßes anpasst. Die regelmäßige Struktur der festen Körper ist nur noch in sehr kleinen Bereichen vereinzelt vorhanden.

1.4.3 Gasförmig

Die Moleküle haben relativ große Abstände zueinander. Sie versuchen den Raum, in dem sie sich bewegen, gleichmäßig auszufüllen. Bei diesen Vorgängen kommt es immer wieder zu Zusammenstößen. Substanzen in diesem Aggregatzustand heißen **Gase** und sind im Allgemeinen unsichtbar.

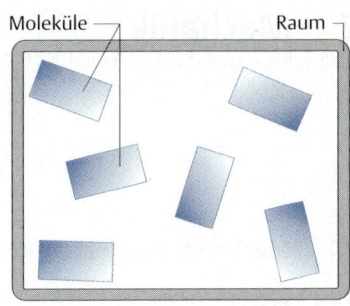

Abb. 1.**3** Aggregatzustand gasförmig.

2 Mechanik

2.1 Mechanik der festen Körper

2.1.1 Masse

Die Masse ist eine Eigenschaft der gesamten Materie. Sie kann durch die Gewichtskraft (s. Kap. 2.1.3) oder durch die Trägheit der Materie ermittelt werden. Unter der Trägheit ist der Widerstand gegen jegliche Änderung des Bewegungszustandes zu verstehen.

Die Einheit der Masse ist das Gramm.

2.1.2 Bewegungen

Ein Patient soll mit seinem Bett umziehen. Die Krankenschwester bringt eine Kraft auf, und das Bett setzt sich in Bewegung. Es verlässt seinen ursprünglichen Standort und rollt zu einem neuen.

Merke:
Bewegungen sind Ortsveränderungen.

Nun rollt das Bett auf dem Flur der Station. Mit geringem Kraftaufwand lässt es sich in Bewegung halten. Soll die Geschwindigkeit des rollenden Bettes verändert werden, so muss die Schwester eine Kraft aufbringen. Eine größere Kraft z. B. wird dafür sorgen, dass das Bett schneller rollt.

Hinter diesem Vorgang verbergen sich zwei wichtige physikalische Begriffe:

- die Kraft als Ursache der Bewegung,
- die Geschwindigkeit und Beschleunigung zur Beschreibung der Bewegung.

Geschwindigkeit

Wird nun angenommen, dass die Türen der Patientenzimmer einen gleichmäßigen Abstand von 5 m haben (Abb. 2.**1**), so lassen sich folgende Feststellungen treffen:

- Benötigt die Schwester für die 5 m jeweils die gleiche Zeit, dann handelt es sich um eine *gleichförmige Bewegung*.
- Rollt das Bett schneller, benötigt sie eine kürzere Zeit für die gleiche Wegstrecke.
- Rollt das Bett langsamer, benötigt sie mehr Zeit für die gleiche Wegstrecke.

Der Zusammenhang zwischen dem zurückgelegten Weg und der dafür benötigten Zeit wird Geschwindigkeit genannt.

> **Merke:**
> Das Verhältnis aus dem zurückgelegten Weg und der dafür benötigten Zeit heißt **Geschwindigkeit**.
> Geschwindigkeit = zurückgelegter Weg/dafür benötigte Zeit
> $v = s / t$

Beschleunigung

Nun stellen wir uns vor, dass die Schwester es eilig hat und das Bett immer schneller rollt. Die Zeit, die sie für die jeweiligen Türabstände von

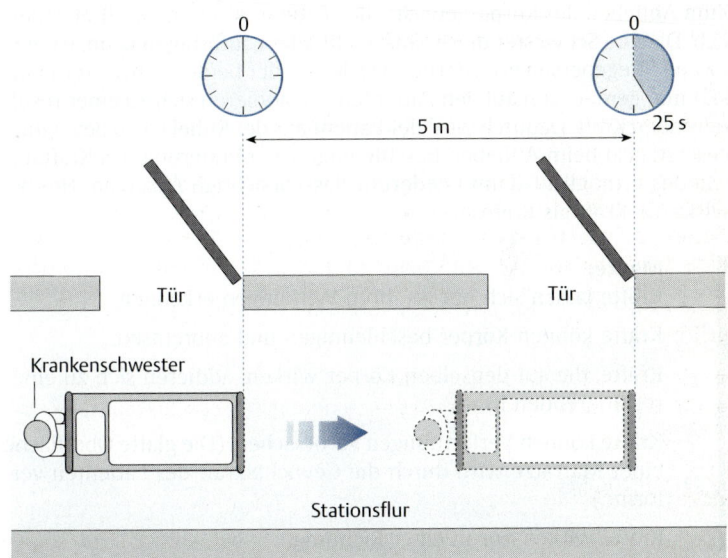

Abb. 2.1 Geschwindigkeit eines geschobenen Patientenbettes.

5 m benötigt, wird immer geringer, denn die Geschwindigkeit des Bettes wird immer größer (es handelt sich um eine beschleunigte Bewegung).

Merke:
Das Verhältnis aus der Geschwindigkeitsänderung und der Zeit, in der sich die Geschwindigkeit ändert, heißt **Beschleunigung**.

Beschleunigung = Geschwindigkeitsveränderung / Zeit, in der sich die Geschwindigkeit ändert.

$$a = \Delta v \,/\, \Delta t$$

Beim Fallen erfahren alle Körper eine Beschleunigung in Richtung Erdmittelpunkt. Diese Fallbeschleunigung ist im luftleeren Raum für alle Körper gleich groß.

2.1.3 Kraft

Ein Patient muss zum Bettenmachen angehoben werden. Sein Gewicht aber ist so groß, dass dafür zwei Schwestern benötigt werden. Sie heben ihn hoch, verharren kurz und setzen ihn dann wieder vorsichtig ab. Was ist bei dieser alltäglichen pflegerischen Maßnahme physikalisch?

Zum Anheben des Körpergewichts des Patienten ist eine Kraft erforderlich. Da eine Schwester diese Kraft nicht allein aufbringen kann, ist eine zweite Pflegeperson erforderlich. Die Kräfte der beiden Schwestern wirken nun gemeinsam auf den Patienten. Sie addieren sich zu einer resultierenden Kraft. Dadurch wird der Patient aus der Ruhelage in Bewegung gesetzt, also beim Anheben beschleunigt. Die Minderung des Kraftaufwandes ermöglicht dann wiederum das vorsichtige Absetzen. Hierbei wirkt die Kraft als Bremse.

Merke:
Kräfte lassen sich nur an ihren Wirkungen erkennen.

Kräfte können Körper beschleunigen und abbremsen.

Kräfte, die auf denselben Körper wirken, addieren sich zu einer resultierenden Kraft.

Kräfte können Verformungen verursachen. (Die glatte Oberfläche einer Matratze wird durch die Gewichtskraft des Patienten verformt.)

Kräfte wirken nur in einer Richtung.

Die Kraft ist definiert als

Kraft = Masse × Beschleunigung

$F = m \times a$

Das Gewicht ist auch eine Kraft.

Die Einheit der Kraft ist das Newton

Handelt es sich bei der Beschleunigung um die Erdbeschleunigung (mit der Erdbeschleunigung werden alle Körper beim Fallen in Richtung Erdmittelpunkt beschleunigt), dann spricht man von der Gewichtskraft.

Merke:
Gewichtskraft = Masse × Erdbeschleunigung

$G = m \times g$

Beispiel: Ein Mensch mit der Masse 70 kg übt eine Gewichtskraft von 700 N aus.

Kraft und Gegenkraft

Der Patient (Kap. 2.1.3) übt durch seine Masse und die auf ihn wirkende Erdbeschleunigung eine Gewichtskraft aus. Soll der Kranke bewegt werden, muss diese Kraft durch eine Gegenkraft überwunden werden.

Die Gegenkraft muss nicht nur betragsmäßig größer sein, sondern ist auch am wirkungsvollsten, wenn sie genau in die entgegengesetzte Richtung wirkt (Abb. 2.**2**). Drei Fälle sind möglich:

- Gegenkraft > Gewichtskraft.
  Dieses Kräfteverhältnis ermöglicht das Anheben des Patienten.
- Gegenkraft = Gewichtskraft.
  Damit ist der Gleichgewichtszustand beschrieben. Der Patient verharrt in angehobenem Zustand. Beide Kräfte sind betragsmäßig gleich, wirken aber exakt entgegengesetzt.
- Gegenkraft < Gewichtskraft.
  Dieser Fall tritt ein, wenn der Patient abgesetzt wird.

Der zweite Fall, also Kraft = Gegenkraft, findet seine Anwendung bei der Bestimmung des Körpergewichts.

Der Patient übt auf die Stellfläche der (mechanischen) Waage eine Gewichtskraft aus. Diese Platte der Waage ist über ein Gestänge mit dem Waagebalken verbunden. Durch Verschieben von Gewichten auf dem

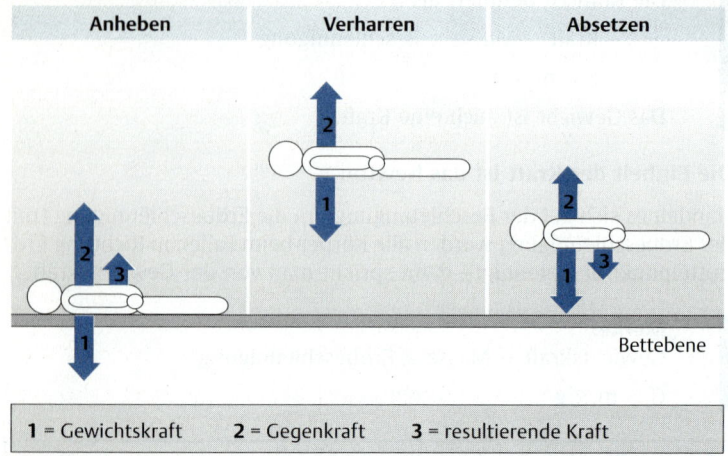

Anheben	Verharren	Absetzen

Bettebene

1 = Gewichtskraft   **2** = Gegenkraft   **3** = resultierende Kraft

Abb. 2.**2**   Kraft und Gegenkraft beim Betten eines Patienten.

Waagebalken werden zwei Markierungen zur Deckung gebracht. Damit ist der Gleichgewichtszustand hergestellt und die Gegenkraft (hier das Körpergewicht) ermittelt.

Hebelgesetz

Der Verband eines Patienten wird entfernt. Dabei müssen mehrere Schichten Zellstoff durchgeschnitten werden.

Die Krankenschwester macht hierbei folgende Beobachtung:
● Schneidet sie das Material nahe am Drehpunkt der Schere, geht es relativ leicht.
● Schneidet sie das Material mit der Scherenspitze, so ist dies wesentlich schwerer.

Obwohl die Schwester in beiden Fällen eine gleich große Kraft aufbringt, ist die Wirkung offensichtlich unterschiedlich. Die Wirkung hängt von dem Abstand des Schneidepunktes zum Scherendrehpunkt ab. Dieser Abstand bildet den sogenannten Hebel (Abb. 2.**3**).

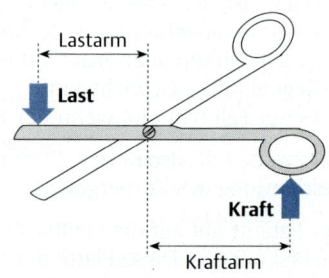

Lastarm

Last

Kraft

Kraftarm

Abb. 2.**3**   Die Schere als Hebel.

In der Abbildung ist der schraffierte Teil der Schere so ein Hebel. Zu einem Hebel gehört immer ein Drehpunkt, um den er gedreht werden kann. Es gilt immer das Hebelgesetz.

> **Merke:**
> Kraft × Kraftarm = Last × Lastarm

Erläuterung:

Kraft   Sie wirkt mittels Daumen und Mittelfinger an den Scherenösen auf den Hebel
Kraftarm   Abstand zwischen „Öse" und Schraube (Drehpunkt)
Lastarm   Abstand zwischen Dreh- und Schneidepunkt
Last   Kraft, die auf den Gegenstand am Schneidepunkt wirkt.

Auf beiden Seiten der Gleichung wird jeweils eine Kraft mit jeweils einem Abstand multipliziert. Nach der Multiplikation muss auf beiden Seiten der Gleichung ein identisches Ergebnis stehen.

Zahlenbeispiel:

Kraft = 12 N, Kraftarm = 0,1 m
Kraft × Kraftarm = 12 N × 0,1 m = 1,2 Nm

Last = 3 N, Lastarm = 0,4 Nm
Last × Lastarm = 3 N × 0,4 Nm = 1,2 Nm

Der Kraftarm einer Schere ist konstant. Bleibt die Kraft, die die Schwester ausübt auch konstant, so ist bei kurzem Lastarm (nahe am Drehpunkt) die Last groß und bei langem Lastarm die Last klein. Da immer eine möglichst große Last erwünscht ist, muss der Gegenstand, der durchtrennt werden soll, sich möglichst nahe am Scherendrehpunkt (das bedeutet einen kleinen Lastarm) befinden. Die Gliedmaßen des menschlichen Körpers können ebenfalls als Hebel aufgefasst werden (Abb. 2.**4**).

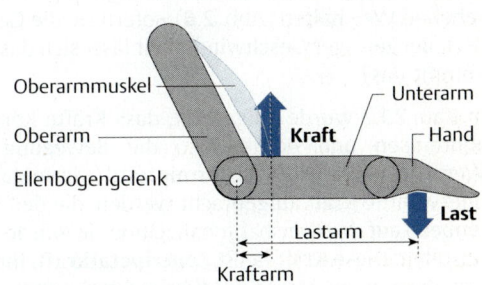

Abb. 2.**4**   Das Hebelgesetz am Unterarm.

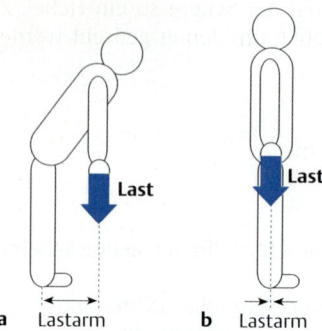

a Lastarm **b** Lastarm

Abb. 2.**5** Das Tragen von Lasten:
(**a**) gebückte Haltung,
(**b**) aufrechte Haltung.

Drehpunkte sind die Gelenke. Der Abstand zwischen Muskelansatz und Gelenk stellt den Kraftarm dar. Die Gewichtskraft eines angehobenen Gegenstandes ist die Last und der Abstand des Gegenstandes vom Gelenk ist der Lastarm. Dabei lässt sich feststellen, dass körpernahes Tragen und Heben (das bedeutet einen kurzen Lastarm) am wenigsten Kraft erfordert. Beim Tragen und Heben von Gegenständen in aufrechter Haltung werden Wirbelsäule und Rückenmuskulatur am wenigsten beansprucht (Abb. 2.**5**).

Die Abweichung des Oberkörpers von der aufrechten Haltung bildet den Lastarm. Er ist in gebückter Haltung entsprechend groß und in aufrechter sehr klein. Der untere Teil der Wirbelsäule ist der Drehpunkt.

Es ist daher sehr wichtig, alle Arbeiten möglichst in aufrechter Haltung auszuführen.

Radialkräfte

Ein Patient soll mit seinem Bett das Zimmer innerhalb der Station wechseln. Da er nicht gehen kann, wird er im Bett liegend von der Pflegeperson in sein neues Zimmer geschoben. Dabei merkt sie, dass sich das Bett recht gut auf geraden Strecken bewegen lässt. Kommt jedoch eine Kurve, kann sie das Bett nur unter Aufbringung großer Kräfte auf dem vorgesehenen Weg halten (Abb. 2.**6**), sofern sie die Geschwindigkeit nicht ändert. Bei geringer Geschwindigkeit lässt sich das Bett besser lenken. Wie kommt das?

In Kap. 2.1.2 wurde aufgezeigt, dass Kräfte Körper beschleunigen oder abbremsen und damit, also die Bewegung beeinflussen können. Wenn die Bewegung kreisförmig wird (Kurvenfahren), muss eine bislang unerwähnte Kraft aufgebracht werden, die den Körper (hier das Patientenbett) auf der Kreisbahn hält. Ohne sie würde das Bett geradeaus weiterrollen. Diese Kraft heißt **Zentripetalkraft**. Ihr wirkt eine Kraft entgegen, die von der Masse des Körpers und seiner Geschwindigkeit auf der Kreisbahn abhängt: die **Fliehkraft** oder **Zentrifugalkraft**.

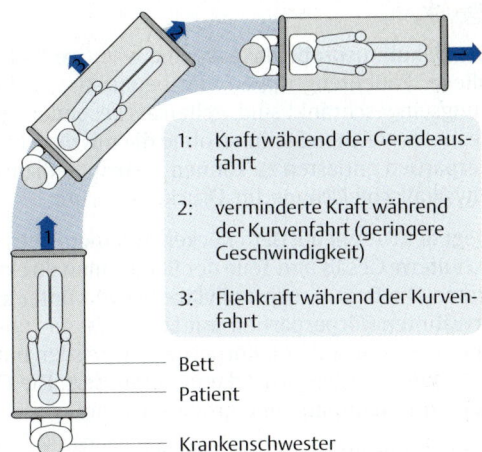

1: Kraft während der Geradeaus-
fahrt

2: verminderte Kraft während
der Kurvenfahrt (geringere
Geschwindigkeit)

3: Fliehkraft während der Kurvenfahrt

Bett

Patient

Abb. 2.**6** Kräfte wäh-
rend der Kurvenfahrt
eines Patientenbettes.

Krankenschwester

Aus dem Zusammenspiel dieser beiden Kräfte ergeben sich drei mögliche Fälle:

● Zentripetalkraft = Zentrifugalkraft
  Der Körper bewegt sich auf der vorgesehenen Kreisbahn.
● Zentripetalkraft > Zentrifugalkraft
  Der Radius der Kreisbahn wird kleiner als vorgesehen.
● Zentripetalkraft < Zentrifugalkraft
  Der Radius der Kreisbahn wird größer als vorgesehen.

Die Zentripetalkraft hängt von der Masse des Körpers und seiner Geschwindigkeit auf der Kreisbahn ab. Sind Masse und Geschwindigkeit groß, so sind auch Zentrifugal- und Zentripetalkraft groß. Sind Masse und Geschwindigkeit klein, so sind auch die beiden Kräfte klein.

In unserem Beispiel sind Patient und Bett eine große Masse. Mit einer geringen Geschwindigkeit während der Kurvenfahrt bleibt die Fliehkraft für die Krankenschwester beherrschbar.

Das gleiche Prinzip lässt sich bei der Zentrifuge anwenden. Hier werden die Flüssigkeiten mit großer Geschwindigkeit (und damit mit großer Fliehkraft) auf eine Kreisbahn gezwungen. Die Radialkräfte unterscheiden sich dann nur noch durch die unterschiedlichen Massen der festen Bestandteile der Flüssigkeiten. So werden z. B. Harn und Blut sedimentiert. Die Flüssigkeit wird aus der Trommel getrieben, und die festen Bestandteile setzen sich am Boden der Trommel ab.

Druck

Die Dekubitusprophylaxe ist eine wichtige Maßnahme in der Kranken-pflege. Patientengruppen, die bewusstlos, gelähmt oder stark bewe-gungseingeschränkt sind, gelten als besonders gefährdet. Sie liegen lan-ge in der gleichen Stellung, ohne die mit dem Bett kontaktierenden Kör-perpartien entlasten zu können. Neben medizinischen gibt es aber auch physikalische Gründe für Druckgeschwüre.

Liegt der Patient auf dem Rücken in seinem Bett, so haben lediglich Kopf, Schultern, Gesäß und Teile der Beine einen direkten Kontakt mit der Ma-tratze. Die Dekubitusprophylaxe besteht unter anderem darin, die oben erwähnten Körperpartien mit Luft-, Wasser- und Schaumstoffkissen zu entlasten. Die anderen Körperpartien werden unterpolstert, die Auflage-fläche des Körpers wird damit vergrößert. Die Gewichtskraft des Kran-ken wirkt dann auf eine größere Fläche.

Eine kleine Auflagefläche ruft eine große Druckbelastung hervor. Der Druck nimmt aber mit größer werdender Fläche ab.

Merke:
Unter Druck versteht man das Verhältnis zwischen einer Kraft und der Fläche, auf die sie wirkt.

Druck = Kraft / Fläche

$$p = F / A$$

Die Einheit des Drucks ist das **PASCAL** bzw. das **Bar** (100 Kilopascal $\hat{=}$ 1 Bar.

Bewährt haben sich sogenannte Dekubitusmatratzen (Abb. 2.**7**). Sie be-stehen aus 20 Kammern (ähnlich einer Mehrkammernluftmatratze), wobei jede Kammer einzeln mit Luft aufgepumpt werden kann. In

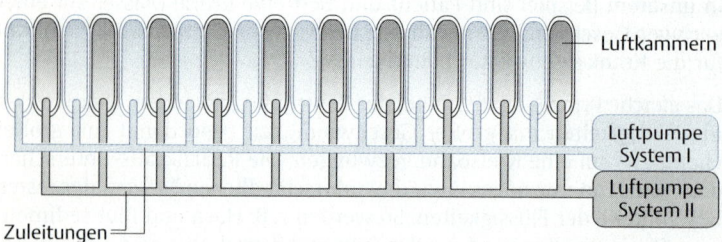

Abb. 2.**7** Dekubitusmatratze (schematisch).

der ersten Phase ist z. B. jede gerade Kammer gefüllt, in der zweiten jede ungerade. Damit werden die einzelnen Körperpartien abwechselnd be- und entlastet.

2.1.4 Arbeit

Die Krankenschwester einer Station in der ersten Etage soll einen Patientenbefund aus dem Labor im fünften Stockwerk abholen. Beim Treppensteigen merkt sie, dass es von Etage zu Etage anstrengender (kräftezehrender) wird.

Es muss ein Zusammenhang zwischen dem zurückgelegten Weg und der Kraft, die sie entlang dieses Weges aufzubringen hat, bestehen. Dieser Zusammenhang heißt Arbeit.

Merke:
Arbeit ist das Produkt aus dem zurückgelegten Weg und der Kraft, die entlang dieses Weges aufgebracht werden muss.

In unserem Beispiel ist der zurückgelegte Weg *nicht* die Länge der Treppe, sondern der Höhenunterschied zwischen dem ersten und dem fünften Stockwerk.

Merke:
Um die gleiche Arbeit zu verrichten, sind kurze Wege mit großem Kraftaufwand oder lange Wege mit kleinem Kraftaufwand möglich.

2.1.5 Energie

Arbeit und Energie stehen in einem sehr engen Zusammenhang. Nur unter Aufbringung von Energie ist es möglich, Arbeit zu verrichten.

In dem Beispiel aus Kap. 2.1.4 konnte die Schwester die Arbeit des Treppensteigens nur verrichten, weil ihr Körper Nährstoffe verbrannte und so auf chemischem Wege Energie zur Verfügung stellte.

Merke:
Energie ist die Voraussetzung, um Arbeit zu leisten.

2.1.6 Leistung

In Kap. 2.1.4 hat die Schwester beim Treppensteigen Arbeit verrichtet. Sie hat eine bestimmte Zeit benötigt, um in die fünfte Etage zu gelangen. Tags zuvor hat sie ebenfalls in diesem Stockwerk zu tun gehabt, das Treppensteigen aber in einer kürzeren Zeit bewältigt. Gefühlsmäßig ist sie der Ansicht, beim schnelleren Treppensteigen mehr geleistet zu haben.

Merke:
Der Zusammenhang zwischen Arbeit und Zeit ist ein Maß für die Leistung. Je weniger Zeit für die Arbeit benötigt wird, desto größer ist die Leistung.

Leistung = verrichtete Arbeit / für die Arbeit benötigte Zeit

$$P = W / t$$

2.2 Mechanik der Flüssigkeiten

2.2.1 Druck in Flüssigkeiten

Ein Patient soll eine Spritze bekommen. Die Lösung wird aufgezogen, die Schwester injiziert. Sie hält den Spritzenkörper fest und drückt den beweglichen Spritzenstempel solange, bis die gesamte Flüssigkeit injiziert ist.

Damit ist eine wichtige Eigenschaft von Flüssigkeiten beschrieben. Unter Einwirkung einer Kraft auf den Spritzenstempel, die starr vom Finger auf die Flüssigkeit ausgeübt wird, entweicht Flüssigkeit durch die Kanüle. Die Kraft pflanzt sich ohne Verlust durch die Flüssigkeit fort und bewirkt an der Öffnung ein Entweichen der Lösung (Abb. 2.**8**).

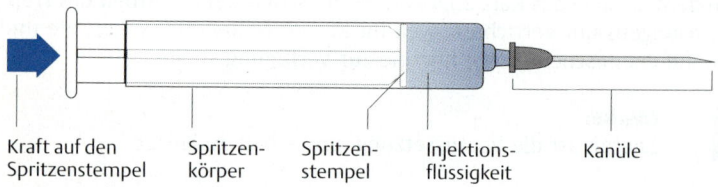

Kraft auf den Spritzenstempel   Spritzenkörper   Spritzenstempel   Injektionsflüssigkeit   Kanüle

Abb. 2.**8**   Injektionsspritze (schematisch).

Merke:

- Druck ist allgemein als Kraft pro Fläche definiert. (Die Fläche wird bei der Spritze durch den Teil des Stempels, der die Flüssigkeit berührt, gebildet).
- Wird auf die Flüssigkeit ein Druck ausgeübt, so pflanzt er sich ungemindert in der Flüssigkeit fort. (Hält die Schwester die Kanüle zu und drückt dann auf den Stempel, so lässt er sich nicht bewegen).
- Flüssigkeiten lassen sich nicht zusammendrücken, d. h. ihr Volumen lässt sich unter Einwirkung von Kräften nicht verkleinern.
- Druck = Kraft, die senkrecht auf die Fläche wirkt / Fläche

$$p = F / A$$

Blutdruck

Das menschliche Herz pumpt bei jedem Herzschlag 70–100 ml Blut in den Blutkreislauf. Damit übt es eine große Kraft auf die Flüssigkeit Blut aus, denn diese Menge muss in ein enges Gefäßsystem gepreßt werden.

Da der Organismus eine weitgehend gleichmäßige Strömung des Blutes verlangt, das Herz aber nur stoßweise pumpen kann, stehen dem Gefäßsystem Mechanismen zur Verfügung, die den Pumpdruck auffangen. Ein solcher ist die Windkesselfunktion der Aorta (Abb. 2.**9**).

Durch die Aortenklappe strömt das Blut in die Aorta. Unmittelbar hinter der Klappe verfügt das Gefäß über eine enorme Elastizität. Der Pumpdruck des Herzens bewirkt eine Querschnittsvergrößerung, die eine Druckminderung zur Folge hat. In dem vergrößerten Volumen wird Blut gespeichert. Sobald die Aortenklappe geschlossen ist, zieht sich das Gefäß wieder zusammen (das Herz übt keinen Pumpdruck mehr aus) und das gespeicherte Blut kann abfließen.

Die Elastizität der übrigen Gefäße bewirkt ebenfalls eine Pumpdruckminderung. Ihre Dehnung, die sich entlang der Gefäße fortpflanzt, ist als Puls an verschiedenen Körperstellen tastbar.

Der Blutdruck ist für die Mediziner eine wichtige Informa-

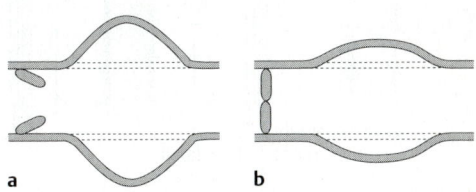

Abb. 2.**9** Windkesselfunktion der Aorta, Aortenklappe geöffnet (**a**) und geschlossen (**b**).

tion über den Patienten. Zur Messung (Abb. 2.**10**) stehen zwei Verfahren zur Verfügung, die sich aber lediglich in der Anzeige des Messwertes unterscheiden. Die Methode von Riva-Rocci benutzt eine Quecksilbersäule, die von Recklingshausen ein Zeigerinstrument. Beide Verfahren messen indirekt, d. h. sie vergleichen den Blutdruck mit einem von außen dosierbaren Druck.

Um den Oberarm wird eine aufblasbare Manschette gelegt. Sie wird mit Luft aufgepumpt, bis kein Blut mehr die Messstelle passiert. Durch langsames Ablassen der Luft in der Manschette (der Druck von außen wird gemindert) und durch Abhorchen der Ellenbeuge, werden zwei Messwerte ermittelt.

Wenn das Blut die Messstelle zum ersten Mal passiert, entspricht der äußere Druck dem oberen Wert des Blutdrucks (Systole). Das ist als Geräusch im Stethoskop wahrnehmbar. Das Geräusch rührt daher, dass das Gefäß durch den äußeren Druck verengt wird und Wirbel im Blutstrom entstehen. Wenn das Gefäß seinen anatomischen Durchmesser wiedererlangt hat, verschwinden die Geräusche. Der dazugehörige äußere Druck entspricht dem unteren Wert des Blutdrucks (Diastole).

Quecksilbersäule und Zeigerinstrument (analoge Anzeige) werden zunehmend durch moderne digitale Anzeigen abgelöst, die die Werte direkt als Ziffern anzeigen. Das Messverfahren an sich ist jedoch gleich geblieben.

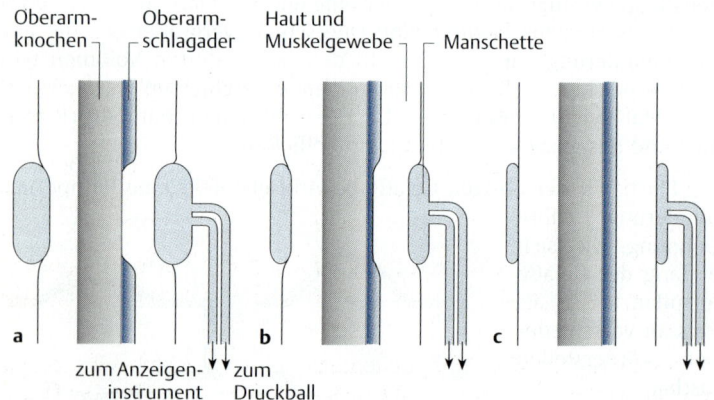

Abb. 2.**10** Blutdruckmessung am Oberarm (schematisch). (**a**) Gefäß zusammengedrückt (kein Blutstrom), (**b**) beginnender Blutstrom (Systole), (**c**) ungehinderter Blutstrom (Diastole).

In der Intensivmedizin kommen auch sogenannte invasive Messverfahren zum Einsatz. Eine Messwertsonde wird in das Blutgefäß eingeführt und misst den Blutdruck direkt.

Die Funktion der analogen Anzeige wird in Kap. 2.3.1 erklärt.

Zentraler Venendruck (ZVD)

Der zentrale Venendruck ist der Druck im klappenlosen Hohlvenensystem. Er wird mit einem in die V. cava vorgeschobenen Kunststoffkatheder bestimmt. Vor der Messung muss der äußere Nullpunkt bestimmt werden. Er entspricht der Lokalisation des rechten Vorhofes. Entsprechend den radiologischen Ergebnissen liegt er für die Messskala bei 2/5 des Thoraxdurchmessers unter dem Sternum, bzw. 3/5 über der Unterlage des Patienten. Die Bestimmung erfolgt mit der Thoraxschublehre (Abb. 2.**11**).

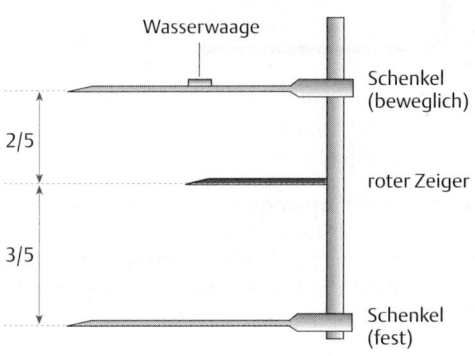

Abb. 2.**11**   Thoraxschublehre.

Sie teilt jede beliebige Strecke in 2/5 und 3/5 ein. Mit der Schublehre wird bei dem auf dem Rücken liegenden Patienten der Thorax in Sternummitte abgegriffen. Der obere Schublehrenarm wird auf die Thoraxwand gelegt und mit einer kleinen Wasserwaage ausgerichtet. Der rote Zeiger weist auf den äußeren Nullpunkt (Abb. 2.**12**). Der Nullpunkt der Messskala muss mit dem äußeren Nullpunkt übereinstimmen.

Die Flüssigkeitssäule senkt sich, bis unter atemsynchronen Schwankungen eine Höhe erreicht wird, die dem Druck im oberen Hohlvenensystem entspricht.

Bei diesem Verfahren wird, im Gegensatz zur Blutdruckmessung, direkt im Gefäß gemessen. Es wird kein Druck von außen ausgeübt. Der Druck pflanzt sich über die Flüssigkeit bis zur Messskala fort.

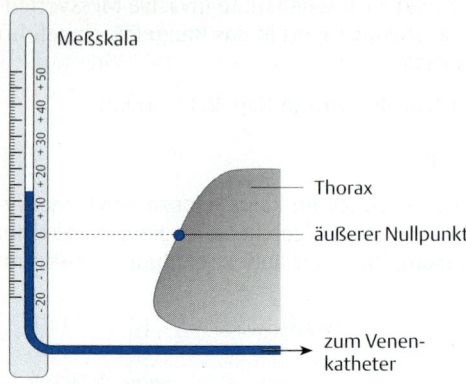

Meßskala

Thorax

äußerer Nullpunkt

zum Venen-
katheter

Abb. 2.**12** Messan-
ordnung zur ZVD-Be-
stimmung (schema-
tisch).

2.2.2 Auftrieb

Patienten, die operativ ein künstliches Hüftgelenk erhalten haben, ver-
ordnet man als unterstützende Therapie Unterwassergymnastik. Sie un-
ternehmen, bis zur Hüfte im Wasser stehend, Gehversuche. Im Wasser
fallen ihnen die Bewegungen leichter, der Kraftaufwand ist geringer.
Warum?

Die Kraft, die die eingetauchten Körperteile leichter erscheinen lässt, ist
der Auftrieb. Von der Flüssigkeit wirkt allseitig eine Kraft auf den eingetauchten Körper. An der Unterseite des Körpers aber ist sie größer, so
dass sich eine resultierende Kraft nach oben ergibt.

Der Auftrieb hängt von dem Volumen des eingetauchten Körpers und
der Art der Flüssigkeit ab. Je mehr Flüssigkeit von dem eingetauchten
Körper verdrängt wird, desto größer ist der Auftrieb

Merke:
Der Auftrieb ist gleich dem Gewicht der verdrängten Flüssigkeit.

Ein Körper kann in Flüssigkeiten sinken, schweben oder schwimmen.
Mit dem Auftrieb lässt sich das wie folgt erklären:

Sinken: Der Auftrieb ist **kleiner** als das Gewicht.
Schweben: Der Auftrieb **entspricht** dem Gewicht.
Schwimmen: Der Auftrieb ist **größer** als das Gewicht.

Das Patientenbein aus dem einführenden Beispiel sinkt; da jedoch trotzdem ein Auftrieb vorhanden ist, kommt es sozusagen zu einem scheinbaren Gewichtsverlust des Beines, der die Zielsetzung der Unterwassergymnastik unterstützt.

2.2.3 Spezifisches Gewicht

Das spezifische Gewicht des Urins ist eine wichtige Information, die Aufschluss über die Funktion der Niere gibt. Durch diese Bestimmung kann die Menge der im Urin gelösten Ausscheidungsprodukte ermittelt werden.

Verwendet werden sogenannte Urometer, die auf 18° geeicht sind. In die Urinprobe eingetaucht, sinken sie bis zu einem Skalenstrich ab. Der Wert, der sich dann ablesen lässt, entspricht dem spezifischen Gewicht des Urins. Bei verschiedenen Harnproben können verschiedene Eintauchtiefen und damit unterschiedliche spezifische Gewichte festgestellt werden.

Merke:
Das spezifische Gewicht einer Flüssigkeit ist das Verhältnis aus dem Gewicht und dem Volumen dieser Flüssigkeit.

spezifisches Gewicht = Gewicht / Volumen

$$\gamma = G \: / \: V$$

Der Auftrieb nach Kap. 2.2.2 ist also durch das spezifische Gewicht der Flüssigkeit bestimmt. Wird es mit dem Flüssigkeitsvolumen, das der Körper verdrängt, multipliziert, so erhält man die Auftriebskraft, die auf den eingetauchten Körper wirkt.

Bei der Bestimmung des spezifischen Gewichts von Urin bleibt das Volumen des eingetauchten Körpers (Urometer) unverändert. Damit kann der Auftrieb bzw. die Eintauchtiefe nur noch von dem spezifischen Gewicht abhängen. Ein großes spezifisches Gewicht bewirkt einen großen Auftrieb (kleine Eintauchtiefe). Ein kleines spezifisches Gewicht bewirkt einen kleinen Auftrieb (große Eintauchtiefe). Bei geringer Eintauchtiefe enthält der Urin viele gelöste Ausscheidungsprodukte, die zwar das Gewicht, aber nicht das Volumen des Harns erhöhen. Bei großer Eintauchtiefe ist es genau umgekehrt.

Moleküle der Pleuraspaltflüssigkeit

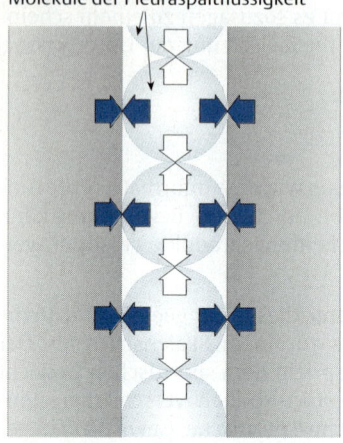

Lungenfell   Pleuraspalt   Rippenfell

Abb. 2.**13** Kohäsion und Adhäsion im Pleuraspalt (schematisch).

2.2.4 Kohäsion – Adhäsion

Kohäsion und Adhäsion sind bei der menschlichen Atmung von Bedeutung. Beim Vorgang der Einatmung erweitert sich der Brustkorb durch Muskelkontraktion. Dieser Dehnung muss die Lunge folgen. Sie ist vom Brustfell überzogen, das sich in Lungen- und Rippenfell aufteilt. Das Lungenfell überzieht die Lunge, das Rippenfell kleidet die Rippenwand aus. Beide begrenzen den Pleuraspalt (Abb. 2.**13**), der mit einer Flüssigkeit gefüllt ist, die vom Rippenfell produziert wird.

Diese Flüssigkeit ermöglicht ein Verschieben beider Felle gegeneinander, verhindert aber auch ein Ablösen voneinander. Zwischen den beiden Fellen kommt es zu einer Wechselwirkung, der Adhäsion.

Merke:
Die Adhäsion ist die Wechselwirkung zwischen zwei verschiedenen Körpern/Substanzen (hier Flüssigkeit und Rippen- bzw. Lungenfell).

Innerhalb der Flüssigkeit im Pleuraspalt kommt es zu einer weiteren Wechselwirkung. Die Flüssigkeitsmoleküle üben aufeinander Kräfte aus. Dieser Zusammenhang heißt Kohäsion.

Merke:
Die Kohäsion ist die Wechselwirkung gleichartiger Substanzen (hier Flüssigkeitsmoleküle).

Kohäsion und Adhäsion bewirken das Aneinanderhaften von Rippen- und Lungenfell. Das Rippenfell folgt bei der Inspiration der Ausdehnung des Brustkorbes. Dem Rippenfell folgt das Lungenfell und diesem die Lunge.

Die Kohäsionskraft wirkt auch bei der Tropfenbildung von Flüssigkeiten mit. Sie hält die Moleküle zusammen. Wird die Flüssigkeit durch ein enges Röhrchen geleitet, so bilden sich an seiner Öffnung Tropfen (Abb. 2.**14**).

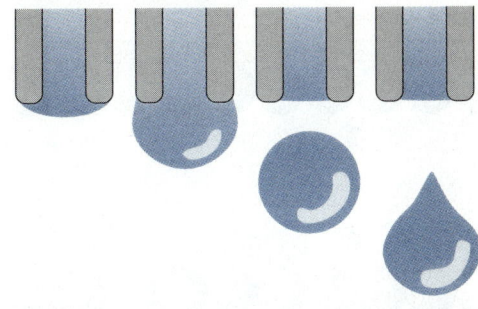

Abb. 2.**14** Tropfenbildung (schematische Vereinfachung).

Während der Tropfenbildung verhindern die Kohäsionskräfte in der Tropfenoberfläche das Abfallen des Tropfen. Wenn das Tropfengewicht größer als die Kohäsionskraft der Flüssigkeitsmoleküle in Summe wird, reißt der Tropfen ab. Während des Fallens versucht die Kohäsion im Tropfen eine kugelförmige Oberfläche zu bilden. Durch den Luftwiderstand entsteht jedoch die typische Tropfenform. Die Tropfengröße hängt von den Eigenschaften (z.B. Dichte) der Flüssigkeit ab, kann aber durch den Außendurchmesser des Röhrchens beeinflusst werden. So entstehen z.B. aus 1 ml Wasser bei einem Außendurchmesser von 3 ml ca. 20 Tropfen.

Zur genauen Dosierung und gleichmäßigen Verabreichung von Infusionen werden Tropfenzähler eingesetzt. Entweder kann die Dosierung durch Einstellen der Tropfenzahl oder durch Festlegen der Flüssigkeitsmenge erfolgen. In beiden Fällen bezieht sich die Dosierung auf eine feste Zeiteinheit. Die Regelung des Tropfenzählers erfolgt mit einer Lichtschranke.

Viskosität

Die Flüssigkeit Blut durchströmt das menschliche Gefäßsystem. Im Gefäß wird die Strömung von Kohäsions- und Adhäsionskräften beeinflusst.

Alle Blutmoleküle unterliegen der Kohäsionskraft; die Moleküle, die sich direkt an der Gefäßwand befinden, zusätzlich der Adhäsionskraft. Dadurch fließt das Blut in der Gefäßmitte schneller als am Rand (Abb. 2.**15**). Diese Erscheinung heißt Schichtströmung.

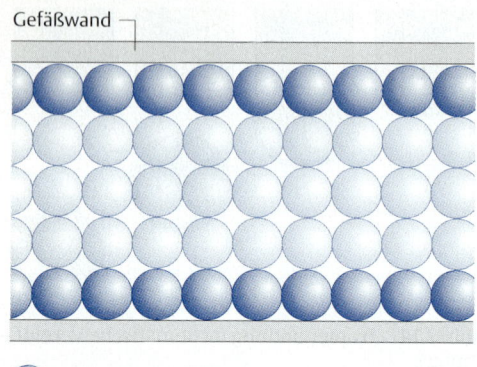

Gefäßwand

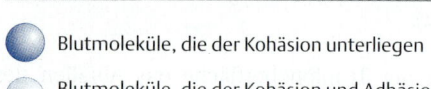

○ Blutmoleküle, die der Kohäsion unterliegen

○ Blutmoleküle, die der Kohäsion und Adhäsion
unterliegen

Abb. 2.15 Schichtströmung im Blutgefäß (schematisch).

Bei zu geringer Schichtströmung fließt das Blut am Gefäßrand zu langsam. Es können Blutbestandteile an der Gefäßwand haften bleiben und Thromben bilden.

In den Kapillaren kommt das Blut fast zum Stillstand, denn nahezu alle Moleküle haben Kontakt mit der Gefäßwand. So wird der in diesen Gefäßen stattfindende Gasaustausch ermöglicht. Um die Strömung im Gefäßsystem aufrechtzuerhalten, ist eine antreibende Kraft nötig, nämlich die Pumptätigkeit des Herzens. Die Kohäsions- und Adhäsionskräfte im Blut behindern die Strömung des Blutes. Sie verursachen die Zähigkeit oder Viskosität des Blutes.

Die Viskosität ist eine Materialeigenschaft, die von der Konsistenz der Flüssigkeit abhängt. Im Vergleich zum Blut stelle man sich als Flüssigkeit Honig vor. Er ist erheblich zähflüssiger, da er eine wesentliche größere Viskosität hat.

2.2.5 Diffusion – Osmose

Die Mechanismen, die sich hinter diesen beiden Begriffen verbergen, sind für den Stoffwechsel der Zellen und den Gasaustausch im Blut notwendig.

Unter Diffusion (Abb. 2.**16**) versteht man das Bestreben gelöster Stoffe, in Flüssigkeiten oder Gasen einen Konzentrationsausgleich herbeizuführen. Deutlich wird dies anhand der Vorgänge im Lungenbläschen.

Die Kohlendioxydkonzentration im Blut ist größer als in der Luft. Das Kohlendioxyd diffundiert vom Blut in die Luft. Umgekehrt ist der Sauerstoffgehalt in der Luft größer als im Blut. Der Sauerstoff diffundiert von der Luft in das Blut.

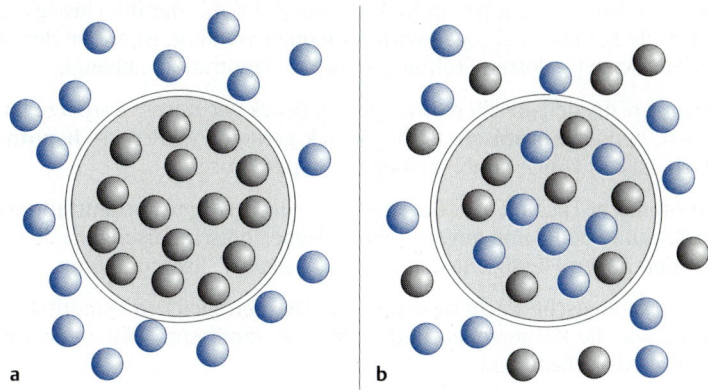

a   b

Abb. 2.**16** Diffusion im Lungenbläschen. (**a**) Molekülverteilung vor der Diffusion, (**b**) Molekülverteilung nach der Diffusion.

> **Merke:**
> Unter Diffusion versteht man das Bestreben gelöster Stoffe, im Lösungsmittel einen Konzentrationsausgleich herbeizuführen.

Umschließt man die Lösung mit einer halbdurchlässigen (semipermeablen) Membran, so ist ein Konzentrationsausgleich nur noch durch die Wanderung des Lösungsmittels möglich, da die Membran für die gelösten Stoffe undurchlässig ist (Abb. 2.**17**). In der Regel handelt es sich bei dem Lösungsmittel um Wassermoleküle. Sie diffundieren auf die Seite der Membran, auf der die Konzentration der gelösten Stoffe am größten ist. Die Flüssigkeitsmenge nimmt auf dieser Seite immer mehr zu. Die Kraft, mit der die Flüssigkeit auf die konzentriertere Membranseite gezogen wird, ist der osmotische Druck.

Die Körperzellen sind von solch einer semipermeablen Membran umschlossen. In ihnen herrscht ein osmotischer Druck von 7,7 bar.

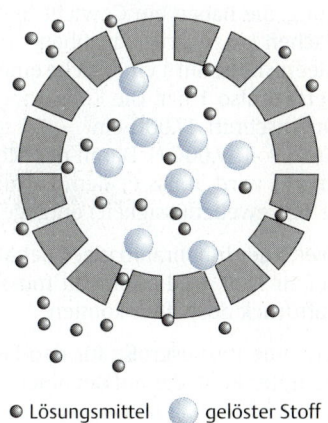

○ Lösungsmittel   ◯ gelöster Stoff

Abb. 2.**17** Osmose in der Körperzelle.

Der osmotische Druck ist ein Maß für die Kraft, mit der die Flüssigkeit durch die Membran gezogen wird. Wie oben erwähnt, ist er von der in der Flüssigkeit gelösten Stoffmenge, der Konzentration, abhängig.

Lösungen, die den gleichen osmotischen Druck wie unsere Körperzellen haben, heißen **isotonisch**. Ist der Druck geringer, heißen sie **hypotonisch**. Ist der Druck höher, heißen sie **hypertonisch**.

Hypotonische Lösungen verursachen im Zellinnern eine Konzentrationsverdünnung und damit ein Aufquellen. Hypertonische Lösungen entziehen den Zellen Flüssigkeit und führen zu einer Zellschrumpfung.

Die physiologische Kochsalzlösung hat fast den gleichen osmotischen Druck wie die Körperzellen und bietet sich somit zum Beseitigen von Flüssigkeitsverlusten an.

Merke:
Unter Osmose versteht man die Wanderung der Lösungsmittelmoleküle durch eine halbdurchlässige (semipermeable) Membran.

2.3   Mechanik der Gase

2.3.1 Luftdruck

Gase und Gasgemische (z. B. Luft) unterliegen auf der Erde der Erdanziehung. Sie haben ein Gewicht und können somit auf ihre Begrenzungsflächen einen Druck ausüben. So übt z. B. das Gewicht der Lufthülle in Meereshöhe auf 1 cm^2 Fläche eine Kraft von etwa 10 N aus. Der Luftdruck beträgt also 1 bar. Die Körperoberfläche eines Erwachsenen beträgt im Durchschnitt 17.000 cm^2 = 1,7 m^2. Auf den Menschen wirkt also eine Kraft von 17.000 N. Damit der Mensch durch diese große Kraft nicht erdrückt wird, muss er dem Luftdruck einen gleich großen Gegendruck (z. B. Gewebeflüssigkeit) entgegensetzen.

Wenn der Innenraum eines Behälters luftleer ist, dann ist der Druck ungefähr Null. In diesem Fall muss die Festigkeit der Behälterwand den Luftdruck aushalten können.

Um eine Bezugsgröße für den Luftdruck zu schaffen, wird ein leer gepumptes Rohr, das auf der einen Seite zugeschmolzen ist, in Quecksilber getaucht (Abb. 2.**18**).

Der Luftdruck presst das Quecksilber in das Rohr und lässt es in Meereshöhe 760 mm hochsteigen.

Merke:
Der Luftdruck, der Quecksilber in einem luftleeren Rohr 760 mm hoch steigen lässt, beträgt 1 bar.

Auf diese Festlegung beziehen sich alle Druckangaben im Zusammenhang mit Gasen.

In Sauerstoffflaschen ist der Druck um ein Vielfaches größer als der normale Luftdruck. Eine Angabe von 150 bar würde bedeuten, dass der unter Druck stehende Sauerstoff das Quecksilber in dem oben beschriebenen Röhrchen 150-mal höher (114.000 mm) steigen lassen würde.

Das Quecksilberröhrchen findet unter anderem auch bei Blutdruckmessgeräten Verwendung (Abb. 2.**19**). Der Druck wird hier von der Luft in der Gummimanschette ausgeübt. Die Skala am Röhrchen hat oft noch eine mm-Einteilung. Die Einheit des Blutdrucks ist mmHg.

Bei Blutdruckmessgeräten mit Zeigerinstrumenten wirkt der Luftdruck in der Manschette auf die flache Seite einer luftleeren Dose (Abb. 2.**20**). Diese Membran ist über eine Feder mit dem Zeigerinstrument verbunden. Druckschwankungen bewegen die Membran und führen zu einem Zeigerausschlag. Das Messgerät ist mit einer Quecksilbersäule geeicht und der Druck ist ebenfalls in bar oder oft noch in mmHg ablesbar.

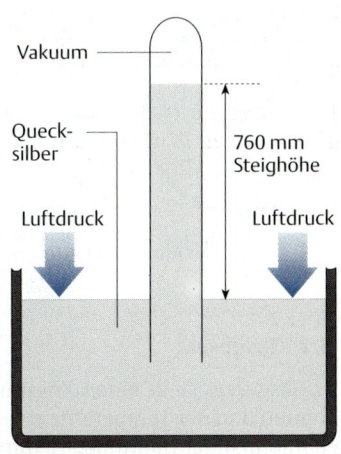

Abb. 2.**18** Luftdruck.

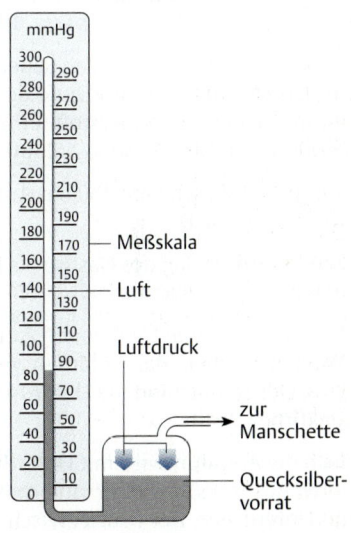

Abb. 2.**19** Blutdruckanzeige nach Riva-Rocci.

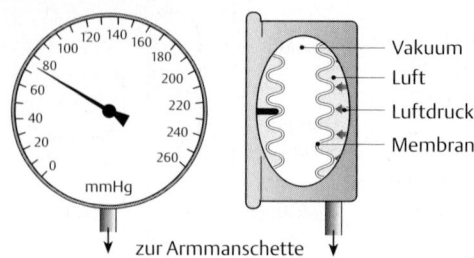

Abb. 2.**20** Blutdruck-anzeige nach Reck-lingshausen.

2.3.2 Gasgesetz

Das Gasgesetz stellt einen Zusammenhang zwischen dem Druck, dem Volumen und der Temperatur eines Gases her. Druck und Volumen werden miteinander multipliziert, durch die Temperatur dividiert und ergeben für das entsprechende Gas eine Konstante.

Der auf den Stationen verwendete Sauerstoff steht in den Flaschen unter Druck. Nehmen wir an, der Druck beträgt 150 bar und es befinden sich 100 l in der Flasche. Die Temperatur ist während der ganzen Zeit konstant und braucht deshalb nicht berücksichtigt zu werden. Das Gasgesetz liefert den Wert 150 bar × 100 l = 15.000 bar × l.

Nehmen wir weiter an, der Sauerstoff wird aus der Flasche gelassen. Der Druck sinkt dann im Laufe der Zeit auf 1 bar ab. Welches Volumen nimmt dann der Sauerstoff ein? Das Gasgesetz gibt die Antwort: 15.000 l × 1 bar : 1 bar = 15.000 l.

Eine 100–l-Flasche mit 150 bar Anfangsdruck liefert also 15.000 l Sauerstoff von 1 bar Druck.

Eine Vergrößerung des Gasdrucks führt also zu einem kleineren Gasvolumen und umgekehrt.

Das Aufziehen von Injektionen ist nur möglich, weil beim Anziehen des Spritzenstempels das Volumen vergrößert und der Druck verkleinert wird. Der so entstandene Unterdruck saugt die Flüssigkeit in den Spritzenkörper.

Auch die Atemluft wird mit Unterdruck in die Lunge gesaugt. Er entsteht durch Ausdehnung des Brustkorbes. Die eiserne Lunge arbeitet ebenfalls mit Unterdruck. Der Druck zwischen dem Gerät und dem Brustkorb des Atemgelähmten wird abwechselnd erniedrigt und erhöht. So wird die für die Atmung wichtige Bewegung des Brustkorbes erreicht.

Heute werden Respiratoren für die künstliche Atmung verwendet. Diese Geräte werden über einen Tubus direkt mit der Lunge des Patienten verbunden. Mit ihnen kann, je nach Indikation, die Atmung kontrolliert, unterstützt oder gänzlich übernommen werden. Die Geräte ermöglichen eine individuelle Einstellung der Beatmung. Bestimmte Werte – wie die Lungenelastizität, der Druck in den Alveolen und die Stärke des Atemstromes – können berücksichtigt werden. Die Zumischung von Sauerstoff ist exakt dosierbar.

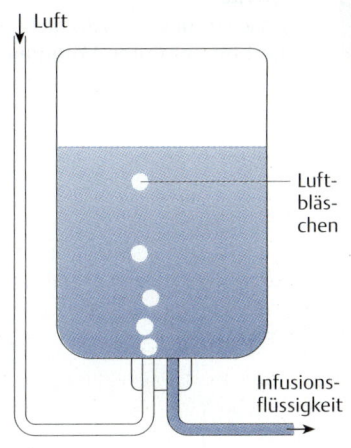

Bei Blutspendern werden sogenannte Vakuumflaschen benutzt. Diese Flaschen sind nahezu luftleer (das bedeutet einen sehr großen Unterdruck) und saugen so das Spenderblut aus dem Blutgefäß in die Flasche.

Redonvakuumflaschen zur Ableitung von Wundsekret arbeiten nach dem gleichen Prinzip.

Abb. 2.**21** Druckausgleich in einer Infusionsflasche.

Infusionsflaschen werden mit der Öffnung nach unten aufgehängt. Von Zeit zu Zeit steigen Luftbläschen auf. Sie verhindern einen drohenden Unterdruck zwischen der Flüssigkeit und dem Flaschenboden (Abb. 2.**21**). Wäre das nicht der Fall, würde der Unterdruck die Flüssigkeit in der Flasche „festhalten".

Bei Inhalationsgeräten erzeugt die ausströmende Luft in der Düse einen Unterdruck (Abb. 2.**22**). Dieser Unterdruck saugt die Flüssigkeit an. Sie wird mit der ausströmenden Luft vernebelt. Abschließend sei noch bemerkt, dass die in den Beispielen

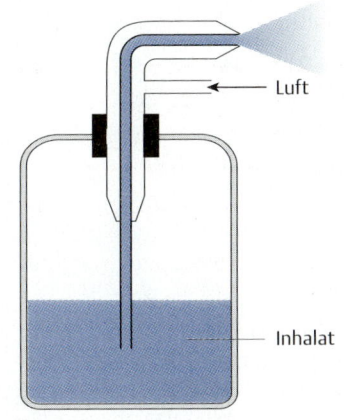

Abb. 2.**22** Inhalationsapparat (schematisch).

beschriebenen Mechanismen nur bei unterschiedlichen Druckverhältnissen funktionieren. Die Grundeigenschaft der Gase ist, stets im zur Verfügung stehenden Volumen einen Druckausgleich herzustellen.

Merke:

Gase streben stets danach, jedes verfügbare Volumen auszufüllen und im gesamten Volumen den gleichen Druck herzustellen.

3 Wärmelehre

3.1 Temperatur

Im Krankenzimmer herrscht Uneinigkeit. Dem einen Patienten ist es zu kalt, er möchte die Heizung einschalten, dem anderen ist es zu warm, er möchte das Fenster öffnen, und der dritte fühlt sich pudelwohl. Obwohl der Raum überall gleich warm ist, empfindet jeder der drei Patienten die Raumtemperatur anders. Warum?

Die drei Patienten verfügen über Wärme- und Kälterezeptoren in der Haut, die ein subjektives Temperaturempfinden (z. B. heiß, kalt, lau, kühl, usw.) ermöglichen. Ihre Angaben sind aber lediglich qualitativ und damit nicht miteinander vergleichbar.

3.1.1 Temperatureinheiten

Die geläufigste Einheit ist das **Grad Celsius**, das 1742 von dem gleichnamigen Schweden eingeführt wurde. Diese Einheit benutzt den Gefrier- und Siedepunkt des Wassers als zwei Fixpunkte, denen 0° C und 100 °C zugeordnet werden. Der Fundamentalabstand wird in 100 gleiche Teile geteilt und ist nach unten, also unter 0° und nach oben, also über 100°, erweiterbar.

Das internationale Einheitensystem (Abb. 3.**1**) lässt noch eine zweite Temperatureinheit zu: **Kelvin**. Die Kelvinskala hat nur einen Fixpunkt, den absoluten Nullpunkt = 0 K. Er entspricht auf der Celsiusskala −273,15°.

In manchen angelsächsischen Ländern wird die Temperatur noch nach dem Danziger **Fahrenheit** gemessen. Er teilte 1715 den Fundamentalabstand des Wassers in 180 Teile und legte den Nullpunkt seiner Skala bei 32° F unter dem Gefrierpunkt des Wassers fest. Der Siedepunkt des Wassers liegt bei 212° F und der Gefrierpunkt bei 32° F.

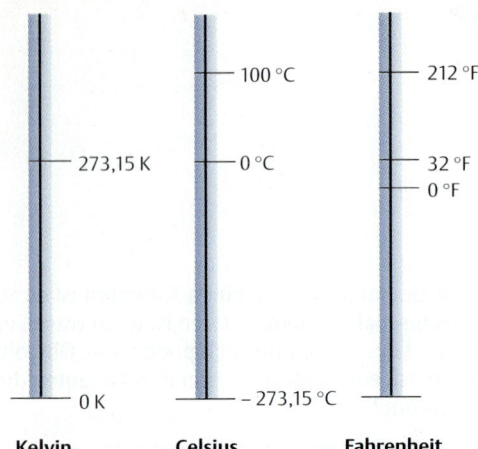

| Kelvin | Celsius | Fahrenheit |

Abb. 3.**1**   Übersicht
der Temperaturskalen.

3.1.2 Thermische Ausdehnung

Im Krankenzimmer (Kap. 3.1) befindet sich ein Flüssigkeitsthermometer. Seine Flüssigkeitssäule befindet sich in einer der Raumtemperatur entsprechenden Höhe. Angenommen die drei Patienten haben sich zum Öffnen des Fensters entschlossen. Sie können dann am Thermometer mit zunehmender Abkühlung ein Sinken des Flüssigkeitspegels wahrnehmen. Die Flüssigkeitsmenge wird geringer, obwohl nichts aus dem Thermometer heraustropft.

Was hier bei der Thermometerflüssigkeit zu beobachten ist, ist eine Eigenschaft der nahezu gesamten Materie. Sie reagiert auf Temperaturerhöhung mit einer Volumenvergrößerung und mit einer -verringerung auf Temperaturverringerung.

Merke:
Bei Erwärmung dehnen sich fast alle Körper und Flüssigkeiten aus, bei Abkühlung ziehen sie sich zusammen.

3.1.3 Temperaturmessmethoden

Die auf den Stationen gebräuchlichste Methode zur Bestimmung der Körpertemperatur ist die Messung mit dem Fieberthermometer.

Das Fieberthermometer ist ein Flüssigkeitsthermometer (Abb. 3.**2**). Als Flüssigkeit wird Quecksilber verwandt, denn es reagiert auf Temperaturschwankungen sehr gut, und zwar mit einer prompten Volumenänderung. Das Quecksilber befindet sich in einem Vorratsbehältnis, an das sich ein dünnes Röhrchen anschließt. Direkt am Vorratsbehältnis weist das Röhrchen eine kapillare Verengung auf. Sie sorgt dafür, dass nach erfolgter Messung der Quecksilberfaden abreißt und ein Zurückfließen des Quecksilbers aus dem Röhrchen nicht mehr möglich ist. Der Quecksilberpegel bleibt unverändert über Stunden erhalten.

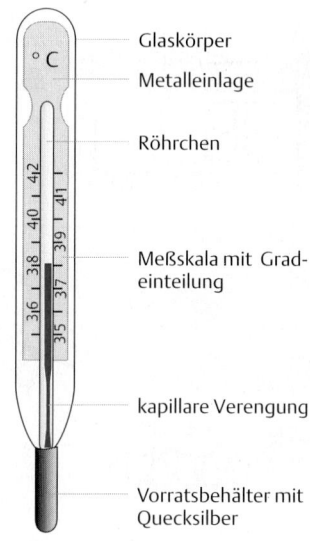

Abb. 3.**2**   Fieberthermometer

Durch mechanische Krafteinwirkung (Herunterschütteln) wird das Quecksilber nach der Messung aus dem Röhrchen in das Behältnis gepresst. Fieberthermometer reagieren nur auf Temperaturerhöhung. Deswegen muss sich das gesamte Quecksilber vor jeder Messung im Vorratsbehältnis befinden.

Quecksilberthermometer sollten stets vorsichtig gehandhabt werden. Wenn sie zerbrechen, zerspritzt das Quecksilber in kleinste Tröpfchen und verdampft; es besteht Vergiftungsgefahr. Als zweckmäßig hat sich das Aufsammeln der Quecksilbertröpfchen mit einer Spritze erwiesen.

Auf Intensivstationen muss häufig die Körpertemperatur der Patienten kontinuierlich überwacht werden. Dafür sind alle Flüssigkeitsthermometer ungeeignet, denn sie reagieren zu langsam auf Temperaturschwankungen.

Besser geeignet sind elektronische Thermometer (Abb. 3.**3**). Sie machen sich die Temperaturabhängigkeit einiger elektrischer Eigenschaften der Materie (z. B. elektrischer Widerstand) zu Nutzen. Mit geeigneten Temperaturfühlern und langen Verbindungskabeln lässt sich die Temperatur des Patienten als Ziffernanzeige in großer Entfernung (zentraler Überwachungsplatz) vom Messort (Patientenbett) kontrollieren

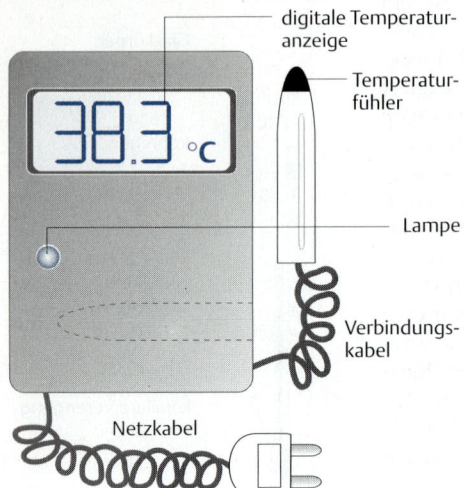

Abb. 3.**3**   Elektronisches Thermometer.

Zunehmend finden auch elektronische Thermometer Verwendung, die in der Form den Quecksilberthermometern ähneln. Am schmalen Ende befindet sich ein Messfühler, am entgegengesetzten Ende eine Ziffernanzeige und ein Schalter. Damit kann die Messzeit erheblich reduziert werden, was sich z. B. auf Kinderstationen als vorteilhaft erweist.

3.2   Wärme und Materie

Die Temperatur als physikalische Größe beschreibt den Wärmezustand der Materie. Die Wärme beeinflusst ganz wesentlich die Materie. Sie ermöglicht die Beweglichkeit der Moleküle innerhalb ihrer Struktur. Eine große Wärme bedeutet heftige Molekülbewegung und eine geringe Wärme wenig Bewegung. Eine Substanz erwärmen heißt also, ihren Molekülen durch Zufuhr von Wärme eine größere Beweglichkeit zu ermöglichen.

3.2.1   Wärmemenge

Die Nahrungsmittel, die der Mensch zu sich nimmt, stellen in erster Linie eine Energiezufuhr für seinen Körper dar. Ein erheblicher Teil wird im Stoffwechsel „verbrannt" und damit in Wärme verwandelt, die zur Aufrechterhaltung der Körpertemperatur wichtig ist. Beim Stoffwechsel liefern die einzelnen Substanzen (Eiweiß, Kohlenhydrat, Fett) unterschiedlich viel Wärme.

Um genaue Aussagen über die Wärmemenge machen zu können, wurde früher festgelegt, dass die Wärmemenge, die benötigt wird, um 1 l Wasser von 14,5° auf 15,5° zu erwärmen, 1 Kilokalorie (kcal) heißt.

Das internationale Einheitensystem lässt jedoch die Einheit Kalorie für die Wärmemenge nicht mehr zu. Es verlangt zwingend die Einheit Joule.

$$1 \text{ cal} = 4,2 \text{ J oder } 1 \text{ J} = 0,25 \text{ cal}$$

Die Maßeinheit Joule der Wärmemenge geht von der Erfahrung aus, dass durch mechanische Arbeit, z. B. Reibungsarbeit (etwa beim Händereiben), ebenfalls eine Erwärmung möglich ist. Die Reibungsarbeit, die aufgewendet wird, ist das Maß für die erzeugte Wärmemenge.

1 g Kohlenhydrat liefert bei der Verbrennung eine Wärmemenge von 17,2 kJ. Die gleiche Wärmemenge erzeugt 1 g Eiweiß. 1 g Fett setzt dagegen 39,1 kJ frei.

Kalorimetrie

Bei der Verwendung von Blutkonserven muss eine Wärmebilanz durchgeführt werden. Das Spenderblut muss vor der Transfusion auf die Körpertemperatur erwärmt werden, damit es dem Kreislauf keine Wärme entziehen kann. Andernfalls käme es im Kreislauf zu unerwünschten Temperaturabsenkungen.

Welche Wärmemenge für die gewünscht Temperaturerhöhung einer Substanz benötigt wird, bestimmt die Kalorimetrie. Jeder Stoff hat eine ihm eigene Wärmekapazität. Die Wärmekapazität ist diejenige Wärmemenge, die dazu benötigt wird, den Stoff um den Temperaturunterschied von 1 K zu erhöhen. Soll der Stoff (Spenderblut) auf eine bestimmte Temperatur (Körpertemperatur) erhöht werden, so ist die zugeführte Wärmemenge gleich der Wärmekapazität multipliziert mit der Temperaturerhöhung. Wird dem Spenderblut also diese Wärmemenge zugeführt, so kann es dem Blut des Empfängers keine Wärme mehr entziehen und auch keine Temperaturerniedrigung verursachen. Geräte mit denen sich solche Messungen durchführen lassen, heißen Kalorimeter (Abb. 3.**4**).

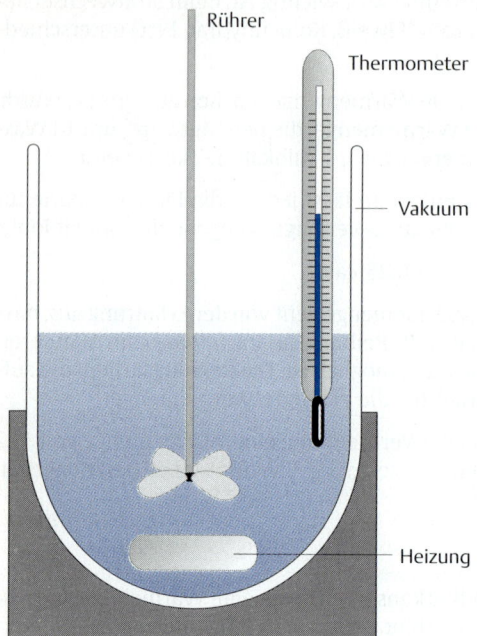

Abb. 3.**4**   Kalorimeter (schematisch)

3.2.2 Umwandlung zwischen den Aggregatzuständen

Der Aggregatzustand von Substanzen kann durch Zufuhr oder Ableitung von Wärme verändert werden. Die Wärmezufuhr bewirkt aber während der Zustandsänderung *keine* Temperaturerhöhung. Die Temperaturzunahme beginnt erst, wenn der neue Aggregatzustand vollständig erreicht ist. Deutlich zu beobachten ist dies beim Eiswasser. Die Temperatur des Eiswassers beträgt solange 0°, bis auch das letzte Eis geschmolzen ist.

Sieden

Ein Patient hat Durst und möchte gern eine Tasse Tee trinken. Es ist aber keiner mehr da. Die Zentralküche hat bereits geschlossen und so muss die Schwester den Tee selbst kochen. Sie stellt Wasser in einem geeigneten Gefäß auf die Kochplatte. Zwischendurch wird die Schwester zu einem anderen Patienten gerufen. Als sie wieder in die kleine Stationsküche zurückkommt, kocht das Wasser im Gefäß. Außerdem be-

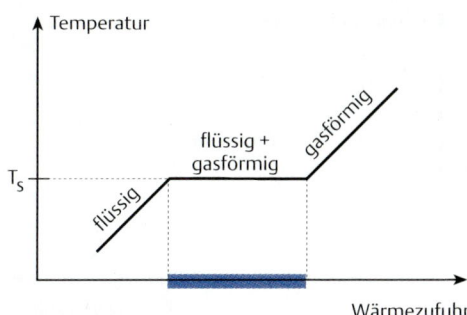

Abb. 3.**5** Sieden. Bei Zufuhr der blau markierten Wärmemenge ändert sich die Temperatur T_S der Substanz nicht.

findet sich eine geringere Wassermenge in dem Topf. Wieso fehlt das Wasser?

Auf der Herdplatte wurde dem Wasser Wärme zugeführt. Die Temperatur des Wassers stieg und die Wassermoleküle gerieten dadurch immer mehr in Bewegung. Die Temperatur stieg höher und die Wassermoleküle bewegten sich immer heftiger. Schließlich war die Bewegung so stark, dass die Flüssigkeitsbindungen untereinander die Moleküle nicht mehr halten konnten. Sie flogen durch die Wasseroberfläche in die Stationsküche und nahmen als Wasserdampfmoleküle das gesamte Raumvolumen ein. Dieser Vorgang heißt Sieden (Abb. 3.**5**).

Merke:
Die Umwandlung durch Zuführen von Wärme aus dem Aggregatzustand flüssig in den Aggregatzustand gasförmig heißt Sieden.

Die Temperatur, bei der diese Zustandsänderung stattfindet, heißt Siedepunkttemperatur T_S.

Befindet sich die Stationsküche nicht in Meereshöhe, sondern in den Bergen, so kommt das Teewasser bei einer niedrigeren Temperatur zum Sieden. Der Grund ist der mit zunehmender Höhe abnehmende Luftdruck.

Kondensation

Die Schwester (Beispiel im vorherigen Abschnitt) stellt neben dem Wasserverlust auch noch fest, dass die Fensterscheiben beschlagen sind. Es befinden sich sogar vereinzelt Wassertropfen auf dem Glas. Nachdem die Moleküle aus dem Wassertopf entwichen waren, fanden sie im Raum, an

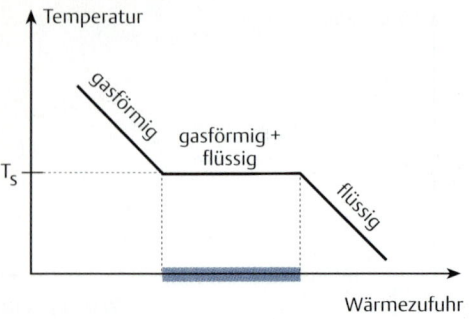

Abb. 3.**6** Kondensation. Bei Entzug der blau markierten Wärmemenge ändert sich die Temperatur T_S der Substanz nicht.

den Wänden, Fenstern, Gegenständen und in Luftzonen Temperaturen vor, die niedriger als die Siedepunkttemperatur waren. Unter dem Zwang, einen Temperaturausgleich herzustellen, floss Wärme aus dem Wasserdampf auf die kalten Flächen. Während sich die Flächen erwärmten, kühlte der Wasserdampf ab. Die Beweglichkeit seiner Moleküle wurde kleiner und sie gingen schließlich wieder Flüssigkeitsbindungen miteinander ein: Es entstanden Wassertropfen. Diese Wassertropfen setzen sich in der ganzen Küche ab, sind aber an den Fensterscheiben besonders gut zu beobachten. Der hier beschriebene Vorgang heißt Kondensation (Abb. 3.**6**).

Merke:
Die Umwandlung durch den Entzug von Wärme aus dem Aggregatzustand gasförmig in den Aggregatzustand flüssig heißt Kondensation.

Erstarrung

Ein Patient soll eine Eisblase erhalten. Da keine Eiswürfel mehr vorhanden sind, muss die Schwester den entsprechenden Behälter mit Wasser füllen und in das Gefrierfach stellen. Nach einiger Zeit befindet sich Eis in dem Gefäß.

Dem Wasser wird im Kühlschrank Wärme entzogen. Dadurch sinkt die Wassertemperatur und die Molekülbewegung wird schwächer. Wenn dem Wasser soviel Wärme entzogen ist, dass nahezu keine Molekülbewegung mehr stattfindet, dann ordnen sich die Wassermoleküle einheitlich und bilden ein Kristall. Aus dem flüssigen Wasser ist eine feste Substanz geworden. Dieser Vorgang heißt Erstarrung oder Kristallisation (Abb. 3.**7**).

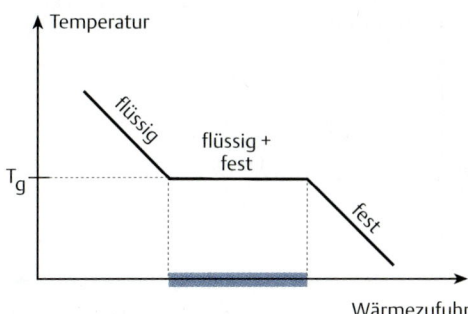

Abb. 3.**7** Erstarrung. Bei Entzug der blau markierten Wärmemenge ändert sich die Temperatur T_g der Substanz nicht.

> **Merke:**
> Die Umwandlung durch den Entzug von Wärme aus dem Aggregatzustand flüssig in den Aggregatzustand fest heißt Erstarrung oder Kristallisation.

Die Temperatur, bei der diese Zustandsänderung stattfindet, heißt Kristallisationstemperatur T_g.

Schmelzen

Einige Stunden später wird der Eisbeutel des Patienten (vorheriges Kapitel) kontrolliert. Es befindet sich kein Eis mehr in der Blase, sondern nur noch Wasser. Was ist mit dem Eis geschehen?

Dem Eis wird Wärme, die vom Patienten und aus der Umgebung kommt, zugeführt. Dadurch beginnt sich die Kristallstruktur aufzulösen. Die Moleküle beginnen sich wieder zu bewegen. Dieser Vorgang heißt Schmelzen (Abb. 3.**8**).

> **Merke:**
> Die Umwandlung durch Zufuhr von Wärme aus dem Aggregatzustand fest in den Aggregatzustand flüssig heißt Schmelzen.

Die Temperatur des Wassers steigt beim Schmelzen erst dann wieder an, wenn das gesamte Eis geschmolzen ist.

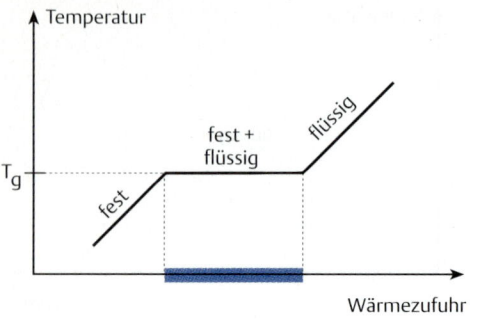

Abb. 3.**8**   Schmelzen. Bei Zufuhr der blau markierten Wärmemenge ändert sich die Temperatur T_g der Substanz nicht.

Verdunsten

Ein Patient soll einen kalten feuchten Wickel erhalten. Dazu wird das Wickeltuch mit kaltem Wasser getränkt und auf die betreffende Körperstelle gelegt. Damit soll eine Abkühlung erreicht werden.

Zunächst gestattet die Wärmebewegung in der Flüssigkeit einzelnen Molekülen das Entweichen in den Raum über der Flüssigkeit. Dieser Vorgang hält so lange an, bis der Raum mit Wasserdampf gesättigt ist. Die nötige Energie wird der Flüssigkeit in Form von Wärme entzogen. Durch das Verdampfen eines Teils der Wassermoleküle sinkt die Temperatur des Wassers im Wickel. Die abgegebene Wärme entzieht es nun seinerseits wieder dem Patienten. Das Ergebnis ist eine Abkühlung der mit dem Wickel bedeckten Körperpartie. In diesem Zusammenhang spricht man auch von der Verdunstungskälte.

Das Verdunsten ist also ein langsames Verdampfen bei Temperaturen, die wesentlich unterhalb der Siedepunkttemperatur liegen. Es bewirkt eine langsame, aber stetige Abnahme der Flüssigkeit, je nach ihrer Oberfläche.

In unserem Beispiel wird der Wickel nach einiger Zeit nicht mehr kalt und feucht, sondern warm und trocken sein.

> **Merke:**
> Unter Verdunstung versteht man ein langsames Verdampfen bei Temperaturen, die wesentlich unterhalb der Siedepunkttemperatur liegen.

Vereisen

In der kleinen Chirurgie wird eine zu behandelnde Körperstelle vereist und damit schmerzunempfindlich gemacht. Zu diesem Zweck wird z. B. Chloräthyl auf die Haut gesprüht.

Chloräthyl ist eine Flüssigkeit, die bereits bei Zimmertemperatur in den Aggregatzustand „gasförmig"übergeht. Um sie flüssig zu halten, wird sie unter Druck in einem Behälter aufbewahrt. Wird sie auf die Haut gesprüht, so entzieht sie der Haut eine sehr große Wärmemenge. Diese Wärmemenge braucht sie zum Verdampfen. Das Gewebe wird stark unterkühlt und dadurch schmerzunempfindlich.

Verbrühen

Verbrühungen treten auf, wenn die Haut mit Flüssigkeiten oder Dämpfen sehr hoher Temperaturen in Berührung kommt. Doch nicht allein die hohe Temperatur, bzw. die Abkühlung der heißen Flüssigkeit auf der Haut, sondern auch die Aggregatzustandsänderung des Dampfes führen zu den meist verheerenden Verletzungen.

Die Wärmemenge einer heißen Flüssigkeit ist durch die hohe Dichte der Moleküle sehr groß. Diese Wärme wird an die Haut abgegeben und führt dort zu einer starken Temperaturerhöhung. Bei Dämpfen erhöht sich die abgegebene Wärmemenge noch um die Wärme, die in Folge von Kondensation auf der Haut frei wird.

Bei Umgang mit heißen Flüssigkeiten und Dämpfen ist deshalb große Vorsicht geboten.

3.3 Wärmetransport

Die Erzeugung von Wärme findet keineswegs immer dort statt, wo sie auch benötigt wird. Sie wird fast ausnahmslos zu dem Ort, wo sie gebraucht wird, hintransportiert.

Dafür stehen drei Mechanismen zur Verfügung: **Wärmeleitung**, **Wärmekonvektion** und **Wärmestrahlung.**

Soll verhindert werden, dass Wärme vom Erzeugungsort wegtransportiert wird oder an einen bestimmten Ort gelangt, so geschieht das durch **Wärmeisolation.**

Grundlegend gilt für alle Mechanismen:

> **Merke:**
> Ohne Zufuhr mechanischer Arbeit wird Wärme immer nur von einem Ort hoher Temperatur zu einem Ort niedriger Temperatur und **niemals** umgekehrt transportiert.

3.3.1 Wärmeleitung

Ein Patient verspürt noch Hunger und bittet die Krankenschwester um einen Teller Suppe. Sie füllt einen Topf mit Wasser, stellt ihn auf die Kochplatte und schaltet den Herd ein. Warum wird das Wasser im Topf warm?

Zunächst wird der Kochplatte elektrische Energie zugeführt. In ihr wird diese in Wärme umgewandelt. Die Folge ist eine stärker werdende Bewegung der Kochplattenmoleküle. Die Kochtopfmoleküle werden nun durch Stöße der Kochplattenmoleküle ebenfalls zu größerer Bewegung angeregt. Der Topf erwärmt sich. Das Gleiche passiert mit den Wassermolekülen.

Die Wärme ist also aus der Kochplatte durch den Topf in das Wasser weitergegeben worden, ohne dass die Moleküle als Wärmeträger ihren Stoff verlassen haben.

Dieser Mechanismus funktioniert dann besonders gut, wenn Kochplatte und -topf auf der gesamten Fläche einen guten Kontakt haben. Dann kann auf der gesamten Fläche durch sehr viele Molekülstöße die Wärme gut weitergeleitet werden. Wenn die Schwester das Wasser energiebewusst erhitzen will, so wird sie einen Topf wählen, der genau mit der Kochplatte abschließt. So verhindert sie zum einen, dass Wärme unnötig an die Umgebung (Luft) abgegeben wird (Platte größer als Topf), und zum anderen, dass der Kochvorgang unnötig lange dauert (Platte kleiner als Topf).

> **Merke:**
> Unter Wärmeleitung versteht man die Weitergabe der Wärme von einem Stoff zum anderen, ohne dass die Wärmeträger wandern.

3.3.2 Wärmekonvektion oder Wärmeströmung

Im menschlichen Körper hat das Blut unter anderem die Aufgabe, Wärme zu transportieren. Die Blutmoleküle sind die Träger der Wärme. Sie strömen durch das Gefäßsystem an den Ort im Körper, wo die Wärme benötigt wird und daher abgegeben wird. Die Wärme wandert also mit dem Wärmeträger.

Merke:
Unter Wärmeströmung versteht man den Transport des Wärmeträgers an den Ort der Wärmeabgabe.

3.3.3 Wärmestrahlung

Es soll eine Wärmeflasche betrachtet werden. Sie wird zum Gebrauch in der Regel mit heißem Wasser gefüllt werden. Hält man die Hand für eine Weile einige Zentimeter von der Wärmeflasche entfernt, so erwärmt sich die Haut, obwohl keine Berührung stattgefunden hat. Es liegt also ein Wärmetransport vor, der an keinen Wärmeträger gebunden ist. Hier hat die Wärmestrahlung die Haut der Hand erwärmt.

Merke:
Unter Wärmestrahlung versteht man den Wärmetransport, der an keinen Wärmeträger gebunden ist.

Die Wärmestrahlung hängt mit der Oberfläche des Körpers zusammen:

- dunkle, matte Körper strahlen strahlen viel Wärme ab.
- helle, glänzende Körper wenig Wärme ab

Die Wärmestrahlung macht auch die Lokalisierung von Tumoren möglich. Das Verfahren heißt Thermographie. Entzündliche Prozesse zeichnen sich durch eine besonders hohe Wärmekonzentration aus. Sie strahlen diese Wärme über die Körperoberfläche ab. Dieser Wärmeherd wird auf einer für Temperaturstrahlung empfindlichen Photoplatte als Temperaturbild sichtbar gemacht oder von einem an das Diagnosesystem angeschlossenen Computer auf dem Bildschirm dargestellt.

3.3.4 Wärmeisolation

Soll der Tee für einen Patienten warm bleiben, dann muss dafür gesorgt werden, dass der Tee so isoliert wird, dass er keine Wärme an die Umgebung abgeben kann. Hier kommen Thermosflaschen (Abb. 3.**9**) zum Einsatz.

Es handelt sich um doppelwandige Gefäße, die innen verspiegelt sind. Der Raum zwischen den beiden Wänden ist luftleer (evakuiert). Das Vakuum unterbricht die Wärmeleitung und -strömung, da es keine Wär-

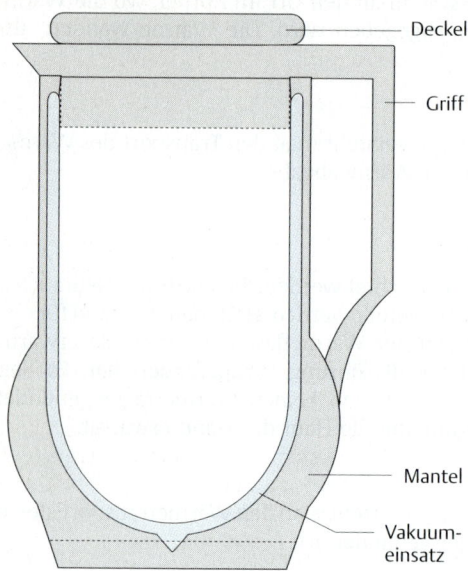

Deckel

Griff

Mantel

Vakuum-
einsatz

Abb. 3.**9** Wärmeiso-
lation der Thermos-
kanne.

meträger enthält. Die verspiegelten Innenwände unterbinden den Wärmetransport durch die Wärmestrahlung.

3.4   Wärmeregulationszentrum

Das Wärmeregulationszentrum befindet sich am Hypothalamus. Es ist
für die Erhaltung einer konstanten Körpertemperatur mitverantwort-
lich. Die zur Regelung notwendigen Informationen erhält es von den Käl-
te- und Wärmerezeptoren, die über den ganzen Körper verteilt sind. Die
Rezeptoren melden die Abweichungen von der normalen Körpertemperatur und vom Wärmeregulationszentrum werden die notwendigen Ge-
genmaßnahmen eingeleitet. Es stehen dafür chemische und physikalische Möglichkeiten zur Verfügung.

Als chemische Maßnahme kann die vermehrte bzw. verminderte Wär-
meerzeugung durch Ankurbelung bzw. Drosselung des Stoffwechsels
angesehen werden.

Eine physikalische Möglichkeit ist die Regulierung der Hautdurchblutung. Das Blut ist für den Wärmetransport im Körper zuständig. In

den Hautgefäßen tritt eine große Wärmeabgabe an die Umgebung des Körpers auf. Durch Weiter- und Engerstellen der Gefäße lässt sich die Hautdurchblutung und damit verbunden die Wärmeabgabe steuern.

Die andere physikalische Möglichkeit der Wärmeregulation ist das Schwitzen.

3.4.1 Schwitzen

Wenn die in Kap. 3.4 beschriebenen Möglichkeiten zur Erhaltung der normalen Körpertemperatur nicht ausreichen, beginnt der Körper zu schwitzen. Er sondert durch seine Schweißdrüsen den zu 99 % aus Wasser bestehenden Schweiß aus.

Sobald sich der Schweiß auf der Haut befindet, entweichen einzelne Wassermoleküle in den Raum. Die nötige Energie wird dem Schweiß in Form von Wärme entzogen. Den damit verbundenen Temperaturrückgang versucht er aufzuhalten, in dem er seinerseits der Haut Wärme entzieht. Dadurch wird die Temperatur der Haut herabgesetzt. Der Mensch verspürt diesen Vorgang als Verdunstungskälte.

Dieser Mechanismus kann aber nur funktionieren, wenn die den Patienten umgebende Luft noch nicht mit Wasserdampf gesättigt ist. In Klimazonen mit sehr hoher Luftfeuchtigkeit ist diese Möglichkeit der Wärmeregulation sehr stark eingeschränkt.

3.4.2 Fieber

Bei der täglichen Temperaturkontrolle aller Patienten stellt die Schwester fest, dass ein Patient Fieber hat. Was ist im Organismus geschehen?

Über Rezeptoren wurde dem Wärmeregulationszentrum gemeldet, dass die bestehende Temperatur nicht ausreicht. Das Wärmeregulationszentrum wird gereizt und die Mechanismen zur Wärmebildung werden aktiviert. Der Stoffwechsel wird angekurbelt. Bei einer Temperaturerhöhung von 1 K steigt er um ca. 20 %. Reicht die Erhöhung des Stoffwechsels nicht zur Wärmebildung aus, wird durch Muskelzittern (Schüttelfrost) zusätzlich Wärme erzeugt.

Kommt es schließlich zur Entfieberung, d. h. das Wärmeregulationszentrum wird nicht mehr gereizt, setzen die Mechanismen zur Wärmeabgabe ein. Es kommt zu einem Schweißausbruch. Er ermöglicht durch Verdampfen von Wasser die Abgabe einer sehr großen Wärmemenge an die Umgebung.

3.5   Sterilisation mit Wärme

3.5.1 Dampfsterilisation

In einer geschlossenen Kammer befindet sich Wasser. Das Wasser wird erhitzt. Da es in der Kammer unter einem erhöhten Druck steht, siedet es erst bei Temperaturen oberhalb 100 °C. Im Autoklaven wird der Druck so eingestellt, dass das Wasser, und damit der Wasserdampf, eine Temperatur von 130 °C erreicht. Diese Temperatur reicht zur Abtötung von Keimen aus. Eine absolute Keimfreiheit wird erst durch den Entzug von Luft erreicht.

Moderne Dampfsterilisatoren sind programmierbar, d. h. sie erlauben die Abstimmung des Sterilisationsvorgangs auf das jeweilige Sterilgut.

3.5.2 Heißluftsterilisation

In einer geschlossenen Kammer wird Luft bis zu 200 °C erwärmt. Um diese Temperatur in der gesamten Kammer zu gewährleisten, halten Gebläse die Luft ständig in Bewegung. Diese Art der Sterilisation kommt dann zum Einsatz, wenn sich das Sterilgut nicht für die Dampfsterilisation eignet.

Materialien, die nicht hitzebeständig sind (z. B. Gummi, Kunststoff usw.) können nicht mit Heißluft oder Dampf sterilisiert werden.

3.6 Inkubator

Neugeborene, die eine schwache Gesamtkonstitution vorweisen, werden in einen Inkubator (Abb. 3.**10**) gelegt. Dort finden sie optimale Bedingungen vor. Temperatur, Luftfeuchtigkeit und Sauerstoffkonzentration lassen sich individuell regulieren und der Innenraum des Inkubators ist keimfrei.

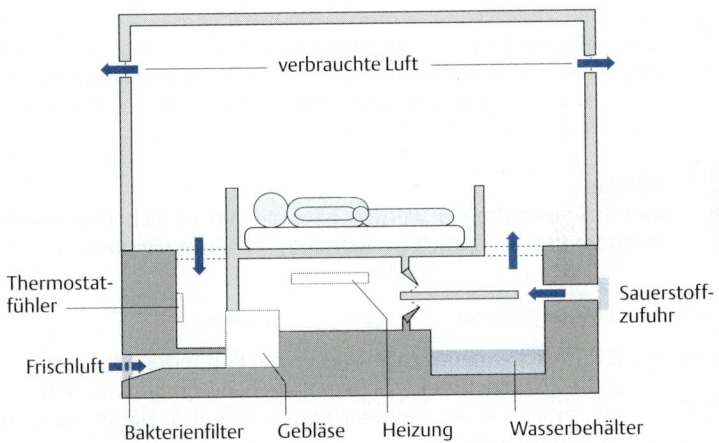

Abb. 3.**10**   Inkubator (schematisch).

Durch einen Bakterienfilter gelangt ständig Frischluft in den Inkubator. Die Luft passiert eine thermostatisch kontrollierte Heizung und einen Wasserbehälter. Bei Bedarf kann sie mit Sauerstoff angereichert werden. Die Luftzirkulation wird von einem Gebläse aufrechterhalten. Außerdem herrscht ständig ein minimaler Überdruck, der die Abgabe verbrauchter Luft an die Umgebung ermöglicht und das Eindringen unaufbereiteter Luft verhindert.

Die Lufttemperatur kann bis zu 37 °C, die Luftfeuchtigkeit bis zu 100 % und die Sauerstoffkonzentration bis zu 40 % O_2 eingestellt werden. Abweichungen von den eingestellten Werten werden von automatischen Sicherheitsvorrichtungen akustisch und/oder optisch angezeigt.

4 Akustik

4.1 Schwingungen

Ein Patient geht auf dem Stationsflur auf und ab. Seine Arme vollführen dabei eine regelmäßige Pendelbewegung. Sie schwingen nach vorn, verharren dort kurz, bewegen sich hinter den Körper, verweilen dort ebenfalls kurz, schwingen nach vorn, usw.

Merke:
Unter Schwingungen werden ganz allgemein sich regelmäßig wiederholende (zeitlich periodische) Vorgänge verstanden.

4.1.1 Schwingungsdauer

Während der Armschwingungen im vorherigen Kapitel vergeht Zeit. Von Interesse ist die Zeit, die für eine Schwingung benötigt wird. In Abb. 4.1 ist diese Zeit gerade der Abstand der Punkte 1 und 5. Dieser Abstand heißt Schwingungsdauer.

Merke:
Die Zeit, die für eine Schwingung benötigt wird, heißt Schwingungsdauer.

4.1.2 Frequenz

Zu den Aufgaben des Krankenpflegepersonals gehört unter anderem auch die tägliche Messung der Pulsfrequenz. Dabei wird gezählt, wie oft das Herz pro Minute pumpt. Die Messung erfolgt stets während eines konstanten Zeitraums, da nur so die einzelnen Ergebnisse vergleichbar sind.

Merke:
Die Anzahl der Schwingungen während einer festen Zeit, heißt Frequenz.

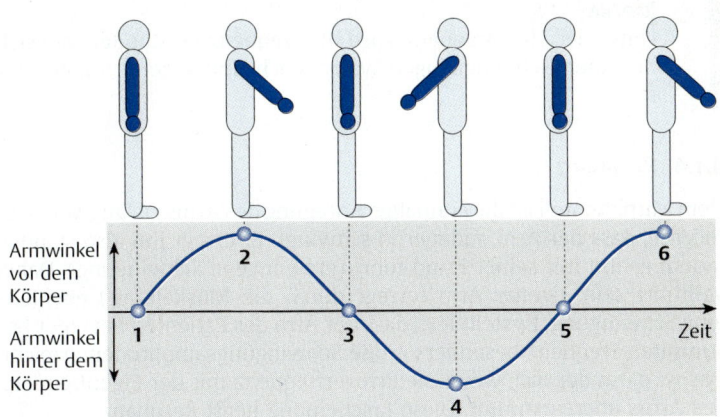

Abb. 4.**1** Schwingungen des rechten Arms. Punkte 1, 3 und 5: senkrechte Armstellung. Punkte 2 und 6: maximaler Armwinkel vor dem Körper. Punkt 4: maximaler Armwinkel hinter dem Körper.

Zwischen der Frequenz und der Schwingungsdauer besteht ein einfacher rechnerischer Zusammenhang.

Schwingungsdauer = 1 / Frequenz
Frequenz = 1 / Schwingungsdauer

Damit kann jeweils eine Größe aus der anderen errechnet werden.

Die Angabe der Schwingungsdauer erfolgt in den Einheiten der Zeit (bevorzugt Sekunde). Die Frequenz wird obiger Umrechnung zufolge mit dem Kehrwert der Zeit angegeben. Wird als Kehrwert 1/Sekunde benutzt, so ist dafür die Einheit Hertz (Hz) üblich.

4.1.3 Eigenfrequenz

Betrachtet werden soll noch einmal der schwingfähige Arm. Wenn der Patient den Arm ganz locker herunterhängen lässt und ein Mitpatient ihn z. B. einmalig auslenkt, dann ist die hervorgerufene Schwingung bezüglich der Frequenz und Amplitude durch die physikalischen Eigenschaften des Arms (Masse, Abmessungen, innere Struktur, usw.) bestimmt. Die sich einstellende Frequenz ist die Eigenfrequenz des Arms.

> **Merke:**
> Unter der Eigenfrequenz wird die Frequenz verstanden, die sich bei einem schwingfähigen System nach einmaliger Erregung einstellt.

4.1.4 Resonanz

Dem Mitpatienten ist die einmalige Anregung des Arms zu langweilig. Er möchte, dass der Arm andauernd schwingt. Er erregt ihn also ständig, indem er ihn mit seiner Hand führt (erzwungene Schwingung). Dabei vollführt sein eigener Arm (erregt durch die Muskelkraft) ebenfalls eine Schwingung. Er stellt fest, dass der Arm des Patienten bei einer bestimmten Frequenz besonders große Schwingungsamplituden erreicht. Das ist dann der Fall, wenn die Erregerfrequenz mit der Eigenfrequenz des Arms übereinstimmt. Diese Erscheinung heißt Resonanz.

> **Merke:**
> Unter Resonanz wird die Übereinstimmung der Erregerfrequenz mit der Eigenfrequenz des erregten Systems verstanden.

4.1.5 Amplitude

In Abb. 4.**2** sind die Armwinkel entlang der Zeitachse eingetragen. Die Punkte 2 und 4 kennzeichnen die maximale Auslenkung der Arme. Die Punkte 1, 3 und 5 markieren die Ruhelage, die Arme hängen senkrecht herunter.

> **Merke:**
> Der Abstand zwischen der Ruhelage und der maximalen Auslenkung heißt Amplitude.

Ein weniger stark schwingender Arm würde eine kleine Amplitude erreichen und die Kurvendarstellung hätte somit einen flacheren Verlauf.

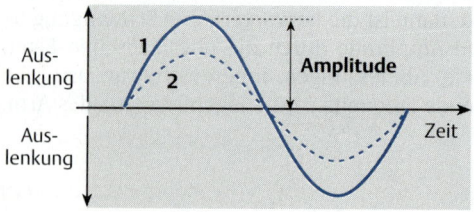

Abb. 4.**2** Amplitude der Armschwingung. Kurve 2 stellt eine schwächere Armschwingung als Kurve 1 dar.

Merke:
Die Zeit, die für eine Schwingung benötigt wird, heißt Schwingungsdauer.

4.2 Wellen

Eine Krankenschwester richtet die Arzneimittel für einen Patienten her. Ein Medikament ist flüssig und soll mit Wasser verabreicht werden. Die Tropfen tauchen in das Wasser ein und es bilden sich auf der Wasseroberfläche Ringe um die Eintauchstelle. Es sind Wellen entstanden (Abb. 4.**3**).

Der Medizintropfen hat die Wassermoleküle zu Schwingungen senkrecht zur Wasseroberfläche angeregt.

Merke:
Unter Wellen werden ganz allgemein räumlich und zeitlich periodische Vorgänge verstanden.

4.2.1 Wellenlänge

In Abb. 4.**3** des vorherigen Kapitels ist ein Momentbild der Wasseroberfläche im Querschnitt dargestellt. Der kürzeste Abstand zwischen zwei Wasserteilchen, die im gleichen Rhythmus schwingen, heißt Wellenlänge. Das sind in dieser Abbildung die Punkte 1 und 2.

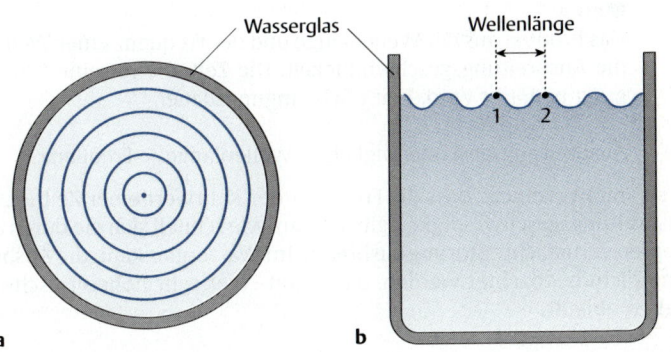

Abb. 4.**3**   Wellen im Wasserglas in der Draufsicht (**a**) und im Querschnitt (**b**) (schematisch).

> **Merke:**
> Die Wellenlänge ist der räumliche Abstand zwischen zwei be-
> nachbarten Teilchen, die im gleichen Rhythmus schwingen.

4.2.2 Frequenz der Welle

Wenn man das Eintauchen des Medizintropfens in Zeitlupe verfolgen
könnte, so würde man sehen, dass nicht alle Wasserteilchen sofort zu
schwingen beginnen. Die durch den Tropfen verursachte Störung
wird vielmehr zunächst an die benachbarten Wasserteilchen weitergegeben. Diese geben sie an ihre Nachbarn weiter und so gelangt sie
schließlich auch zu den Wasserteilchen am Glasrand. Während des
Transports der Störung vergeht Zeit. Von besonderem Interesse ist die
Zeit, die die Störung von Punkt 1 bis Punkt 2 benötigt. Der Kehrwert dieser Zeit ist die Frequenz der Welle.

> **Merke:**
> Die Frequenz der Welle ist der Kehrwert des zeitlichen Abstandes
> zwischen zwei benachbarten Teilchen, die im gleichen Rhythmus
> schwingen.

4.2.3 Ausbreitungsgeschwindigkeit

Die Geschwindigkeit ist als das Verhältnis einer Länge und einer Zeit definiert. Diese beiden Größen wurden für die Wellen in Kap. 4.2.1 und
4.2.2 eingeführt. Damit lässt sich für die Wellen auch eine Geschwindigkeit einführen.

> **Merke:**
> Das Produkt aus der Wellenlänge und der Frequenz einer Welle ist
> die Ausbreitungsgeschwindigkeit. Die Zeit, die für eine Schwin-
> gung benötigt wird, heißt Schwingungsdauer.

Ausbreitungsgeschwindigkeit = Wellenlänge × Frequenz

Es sei daran erinnert, dass die Frequenz der Kehrwert einer Zeit ist. Die
Ausbreitungsgeschwindigkeit gibt also an, wie schnell sich die durch den
Tropfen verursachte Störung ausbreitet. Im Wasserglas kann die Ausbreitung nicht beobachtet werden, da sie mit einer sehr hohen Geschwindigkeit abläuft.

4.3 Schallwellen

Schwingungen, die sich in Luft ausbreiten, heißen Schallwellen (Abb. 4.**4**). Sie breiten sich allseitig von der Schallquelle in den Raum aus und werden von Luftmolekülen ausgeführt. Die Luftmoleküle schwingen in der gleichen Richtung, in der sich die Schallwellen ausbreiten.

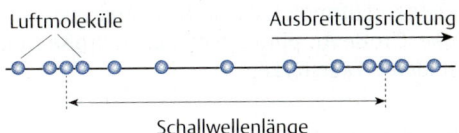

Abb. 4.**4** Schallwellenlänge.

Dadurch kommt es zu Dichteschwankungen entlang der Ausbreitungsrichtung (Abb. 4.**5**). Wenn die Schallwellen eine Frequenz zwischen 16 Hz und 20 kHz haben, sind sie für das menschliche Ohr wahrnehmbar.

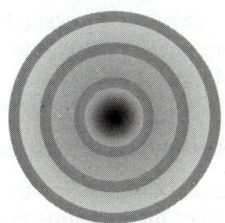

4.3.1 Ton – Klang – Geräusch

Die Frequenz ist die Zahl der Schwingungen, die die Luftmoleküle im Zeitraum von einer Sekunde um ihren Platz ausführen.

Abb. 4.**5** Dichteschwankungen der Luftmoleküle allseitig um die Schallquelle.

Ton

Wenn sich nur eine Schallwelle ausbreitet, dann wird das menschliche Ohr mit nur einer Frequenz erregt. Eine einzelne Schallwelle wird als Ton empfunden.

Das Ohr eines kleinen Kindes kann Frequenzen zwischen 16 Hz und 20 kHz wahrnehmen. Der Frequenzbereich von Schallwellen unterhalb 16 Hz wird Infraschall, der oberhalb 20 kHz Ultraschall genannt.

Klang

Sind mehrere Schallwellen gleichzeitig wahrnehmbar und stehen die einzelnen Frequenzen in einem einfachen rechnerischen Zusammenhang (z. B. Frequenzverdoppelung: 1. Schallwelle 60 Hz, 2. Schallwelle 120 Hz, usw.), dann handelt es sich um einen Klang.

Geräusch

Besteht keinerlei Zusammenhang zwischen den Frequenzen, dann liegt ein Geräusch vor.

4.3.2 Lautstärke

Der Abstand zwischen der Ruhelage und der maximalen Auslenkung der einzelnen Luftmoleküle ist die Amplitude. Sie ist ein Maß für die Lautstärke. Große Amplituden erzeugen große Lautstärken, kleine Amplituden kleine Lautstärken.

4.3.3 Schallwellenlänge

Die Schwingungen der Luftmoleküle pflanzen sich räumlich fort. Es wird also nach gewissen Strecken Luftmoleküle geben, die zum gleichen Zeitpunkt die gleiche Auslenkung haben. Dieser räumliche Abstand heißt Wellenlänge.

4.3.4 Schallausbreitungsgeschwindigkeit

Ausgangspunkt jeder Schallwelle ist die Schallquelle. In dieser Schallquelle findet die Erregung der Luftmoleküle statt. Die Erregung breitet sich aus, indem sie von einem Luftmolekül zum anderen weitergegeben wird. Dabei legt sie einen Weg zurück. Außerdem vergeht entlang dieses Weges Zeit. Das Verhältnis aus diesem Weg und der dafür benötigten Zeit ist die Schallausbreitungsgeschwindigkeit. Der Schall legt in der Luft 331 Meter pro Sekunde zurück.

4.4   Menschliche Stimme

An der Stimmbildung sind der Kehlkopf (Abb. 4.**6**) und die Hohlräume des Rachens, der Mund und die Nasenhöhle beteiligt. Die Schallwellen entstehen im Kehlkopf.

Die Atemluft wird durch die fast geschlossenen Stimmlippen gepresst. Sie beginnen zu schwingen. Im Rhythmus der Frequenz der Stimmlippen wird die Dichte der Atemluft verändert.

Die Stimmlippen haben eine feste anatomische Länge. Mit den Stimmlippenmuskeln kann jedoch ihre Spannung und damit ihre Schwingungsfrequenz verändert werden. Somit ist die Tonhöhe der erzeugten Schallwellen beeinflussbar.

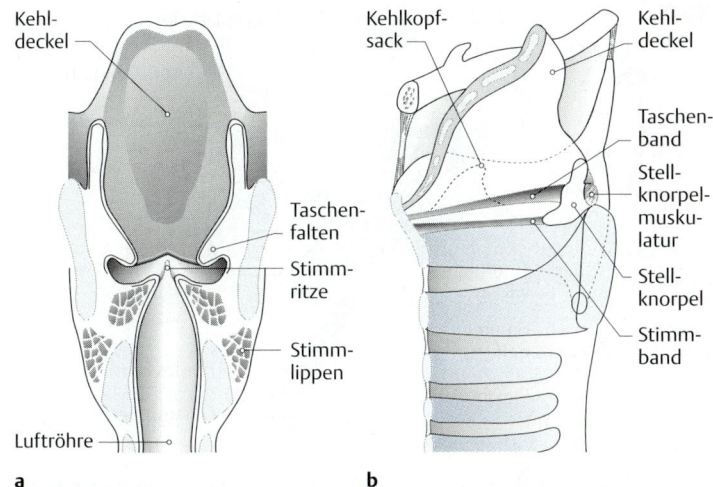

Abb. 4.**6** Längsschnit (**a**) und Mittelschnitt (**b**) durch den Kehlkopf (**a** nach *Fleischer*, **b** nach *Faller*).

Die Variierung der Lautstärke wird zum einen durch die Stärke des Atemluftstroms und zum anderen durch die Resonanzwirkung der Hohlräume erreicht. Die Hohlräume des Rachens, der Mund- und Nasenhöhle haben eine bestimmte Eigenfrequenz. Sie ist aber nicht fest, sondern durch die zugehörigen Muskeln veränderbar. Damit kann nach Belieben die Eigenfrequenz der Hohlräume an die Frequenz der mit den Stimmlippen erzeugten Schallwellen (Erregerfrequenz) angenähert werden. Je nach Frequenzunterschied ergibt das eine große bzw. geringe Lautstärke.

Mit der Stimme können Frequenzen von ca. 100 Hz bis 10.000 Hz erzeugt werden. Der bei normalem Sprechen verwandte Frequenzbereich liegt zwischen 300 Hz und 3.400 Hz.

Frauen und Kinder haben kürzere Stimmbänder als Männer. Die Tonlage der Stimme ist deshalb höher.

4.5   Menschliches Gehör

Das Ohr lässt sich in drei Abschnitte unterteilen: äußeres Ohr, Mittel- und Innenohr (Abb. 4.**7**).

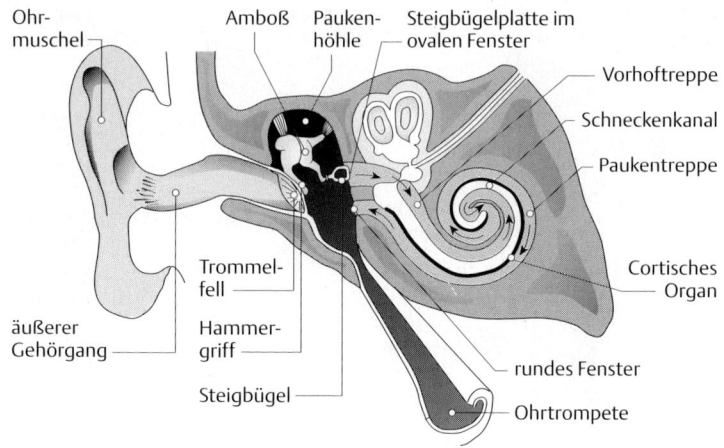

Abb. 4.7 Übersicht über das äußere Ohr, Mittel- und Innenohr (nach *Faller*).

Äußeres Ohr

Die Schallwellen gelangen durch den Gehörgang zum Trommelfell und bringen diese Membran zum Schwingen.

Mittelohr

An das Trommelfell schließt sich die Paukenhöhle an. Sie enthält drei Gehörknöchelchen: Hammer, Amboss und Steigbügel. Der Hammer ist an der Innenfläche des Trommelfells angewachsen. Er ist gelenkig mit dem Amboss verbunden. Der Amboss hat eine gelenkige Verbindung zum Steigbügel. Der Steigbügel verschließt eine ovale Öffnung (ovales Fenster) in der Paukenhöhlenwandung, die die Grenze zwischen dem Mittel- und Innenohr bildet. Schwingungen des Trommelfells werden rein mechanisch über die Gehörknöchelchen auf die Fußplatte des Steigbügels übertragen.

Innenohr

Das Innenohr ist mit der klaren Perilymphe gefüllt. Der akustisch interessante Teil ist die Schnecke. In der Schnecke ist schraubenartig die Basilarmembran gespannt. Auf ihr sind viele tausend Haarzellen (Cortisches Organ) angeordnet.

Die Schallwelle, die die Membran des ovalen Fensters zum Schwingen bringt, pflanzt sich als Druckwelle in der Perilymphe fort. Durch Resonanz (Erregerfrequenz stammt von der Druckwelle) wird das der Frequenz zugeordnete Sinneshaar gereizt. Von den Haarzellen gehen Nervenbahnen zu dem Teil des Gehirns, der für das Hören verantwortlich ist. Hat das Signal das Gehirn erreicht, wird der Ton wahrgenommen.

Beim Eindrücken des ovalen Fensters entsteht in der Perilymphe ein Druck, der durch das elastische Fenster wieder ausgeglichen wird.

4.6 Ultraschalldiagnostik

Alle Schallwellen, deren Frequenz oberhalb 20.000 Hz liegen, werden als Ultraschallwellen bezeichnet. Sie können vom menschlichen Gehör nicht wahrgenommen werden. Genauso wie die Schallwellen können sie sich nur in Materie ausbreiten. Die Ausbreitungsgeschwindigkeit hängt von der Dichte der jeweiligen Substanz ab. Je größer die Dichte ist, desto größer ist die Ausbreitungsgeschwindigkeit (Tab. 4.**1**).

Besonders interessant ist die Schallausbreitung, wenn sie in zwei unmittelbar hintereinander liegenden Substanzen erfolgt. Was passiert an der Grenzschicht zwischen den Substanzen?

Die Ultraschallwelle wird an der Grenzschicht in drei Teile zerlegt: einen **reflektierten** Teil, einen **absorbierten** Teil und einen **weiterlaufenden** Teil. Für die Ultraschalldiagnostik sind nur die beiden ersten Teile wichtig.

Von einem Sender wird eine Ultraschallwelle in die erste Substanz geleitet. Sie durchdringt diese mit der Geschwindigkeit, die ihre Dichte ermöglicht. An der Grenzschicht zu der zweiten Substanz wird ein Teil der Welle reflektiert und kehrt als Echo mit der gleichen Geschwindigkeit zu einem Empfänger zurück. Zwischen dem Aussenden der Welle und dem Empfang vergeht Zeit. Aus dieser Zeit und der bekannten Ausbreitungsgeschwindigkeit kann die Dicke der durchschallten Substanz bestimmt werden. Der weiterlaufende Wellenteil durchdringt die zweite Substanz, bis er wieder auf eine Grenzschicht stößt und ein weiteres Echo auslöst.

Tabelle 4.**1**   Ausbreitungsgeschwindigkeit in verschiedenen Substanzen

Substanz	Dichte	Ausbreitungsgeschwindigkeit
Knochen	1,7 g/cm^3	3600 m/s
Wasser	0,9 /cm^3	1492 m/s

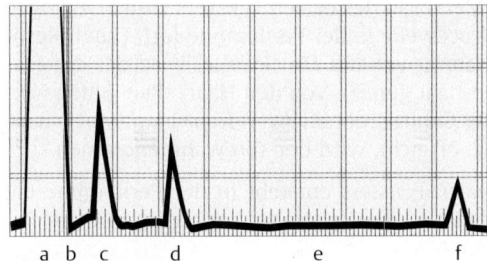

a   b   c   d   e   f

Abb. 4.**8**   Eindimensionales Echogramm eines normalen, gesunden Auges. a = Anfangsimpuls, b = Null-Linie (Vorderkammer), c = Echos von der Vorderfläche der Linse, d = Echos von der Hinterfläche der Linse, e = Null-Linie (Glaskörper), f = Echo von der Hinterwand des Auges (aus: H. Kresse: *Kompendium Elektromedizin*, 2. Aufl. Siemens, Berlin 1978).

Der menschliche Körper besteht aus vielen Substanzen. Eine in den Körper geleitete Ultraschallwelle wird dann an jeder Grenzfläche Echos erzeugen, die alle nacheinander von einem Empfänger registriert werden. Sie werden im Gerät elektronisch verarbeitet und als Zacken auf einem Bildschirm dargestellt. Mit einer Millimeterskala auf dem Bildschirm kann der geometrische Abstand der Grenzschichten ermittelt werden. Der Sender und der Empfänger bleiben für jedes Bild an ihrem Platz. Abb. 4.**8** zeigt das eindimensionale Echogramm eines normalen gesunden Auges.

Bei **zweidimensionalen Verfahren** werden Sender und Empfänger in einer Richtung bewegt. Entlang dieser Bewegung werden permanent Ultraschallwellen ausgesendet und Echos empfangen. Die durchschallte Körperebene wird damit in viele parallele Zeilen zerlegt. Jede Zeile liefert eine Reihe von Echos, die aber nicht als Zacken, sondern als mehr oder minder helle Punkte dargestellt werden. Es entsteht ein Rasterbild, das maßstabsgetreu die durchschallte Körperebene zeigt (Abb. 4.**9**).

Mit dem Einzug der modernen Computer in die medizinische Diagnostik werden mittlerweile auch in der Ultraschalldiagnostik diese Möglichkeiten genutzt. Das Spektrum reicht von der Detailvergrößerung des Bildes, die durch Computerprogramme ausgerechnet wird, bis zur Zusammensetzung vieler zweidimensionaler Bilder zu einem dreidimensionalen (d. h. räumlichen) Bild mit Einfärbung der unterschiedlichen Bereiche (Abb. 4.**11**). Die technische Weiterentwicklung erlaubt heute ohne weiteres Detaildarstellungen unterhalb eines Millimeters.

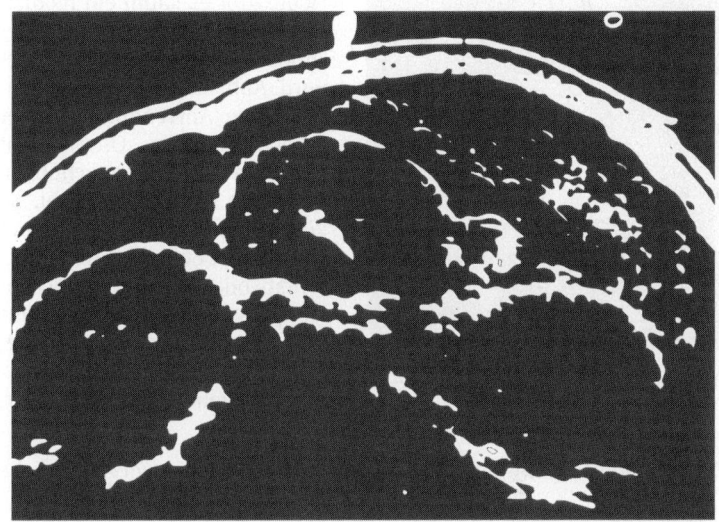

Abb. 4.**9**   Ultraschallaufnahme von Drillingen (aus: H. Breuer: *Physik für Mediziner und Naturwissenschaftler*, Thieme, Stuttgart 1978).

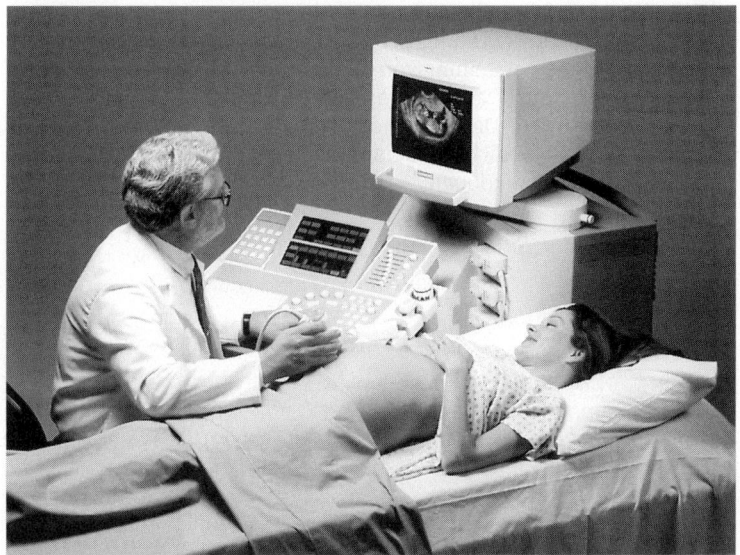

Abb. 4.**10**   Vollständiger mobiler Ultraschalldiagnoseplatz mit umfassender digitaler Bildbearbeitungsmöglichkeit (Fa. Siemens).

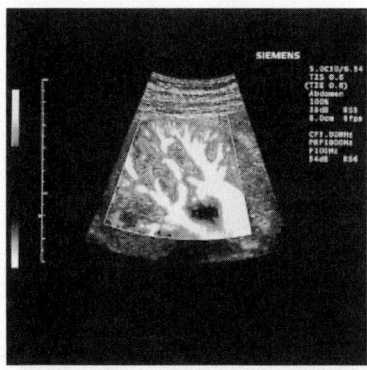

Abb. 4.**11** Blutflussdarstellung der Niere (Fa. Siemens).

Heute gibt es kaum ein medizinisches Fachgebiet, in dem der Ultraschall nicht angewendet wird. Abb. 4.**10** zeigt stellvertretend eine Anwendung aus der inneren Medizin. Oftmals hat der Ultraschall Untersuchungen auch erst möglich gemacht. So können Bewegungen im Körper (z. B. Kindsbewegungen im Mutterleib oder der Bewegungsablauf des schlagenden Herzens und seiner umliegenden Gefäße) sehr einfach und für den Patienten schonend untersucht werden.

Für diese Entwicklung der Ultraschalldiagnostik gibt es zwei wesentliche Gründe:

1. Der Ultraschall ist absolut unschädlich! Bis heute konnte durch keine Untersuchung nachgewiesen werden, dass genetische Schäden an Chromosomen durch Ultraschalleinwirkung möglich sind und das Zellteilungsverfahren beeinflusst wird.
2. Die technische Entwicklung hat das Ultraschallverfahren permanent verbessert. Eine Vorstellung von der Leistungsfähigkeit vermittelt die Tatsache, dass nur 1 % der Ultraschallwellen an den Grenzschichten reflektiert werden. Die Empfindlichkeit der Empfänger ist aber so groß, dass noch Schichten kleiner als 1mm Dicke im Körperinnern dargestellt werden können.

5 Elektrizitätslehre

5.1 Grundbegriffe

5.1.1 Ladungen

Auf vielen Stationen stehen dem Krankenpflegepersonal im Nacht-dienst Taschenlampen (Abb. 5.**1**) zur Verfügung.

Das sind Lichtquellen, die klein, handlich und leicht zu transpor-tieren sind. Wesentlich für ihre Funktion ist die Batterie. In ihr sind Ladungen gespeichert. Was aber sind Ladungen?

Diese Frage ist leicht zu beant-worten, wenn wir den Atomauf-bau (Abb. 5.**2**) betrachten.

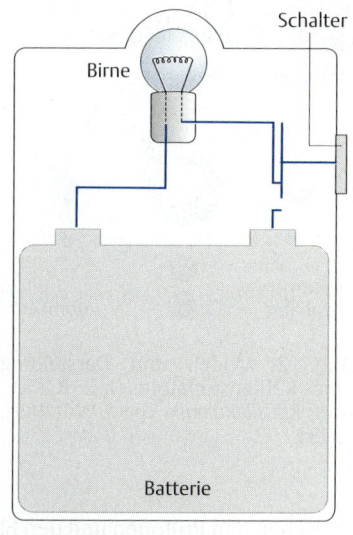

Abb. 5.**1** Taschenlampe (schematisch).

Atomaufbau

Das Atom besteht aus einem **Kern** und einer **Hülle**. Die Hülle hat einen Durchmesser von ca. 0,0000000001 m (1 zehnmil-liardstel Meter) und der Kern von ca. 0,00000000000001 m (1 hundertbillionstel Meter). Die Hülle besteht nur aus gleichartigen Teil-chen, den **Elektronen**; den Kern dagegen bilden zwei verschiedenartige Teilchen, die **Protonen** und die **Neutronen**. Diese Teilchen werden alle als Elementarteilchen bezeichnet und sind winzig klein; z. B. ergeben erst ca. 10^{-27} Elektronen (eine Zahl mit 27 Nullen) die Masse von 1 g.

Die Protonen und Neutronen des Kerns sind im Vergleich zur Atomhülle äußerst dicht gepackt. Ihre Bewegungen sind sehr kompliziert. Von be-sonderer Bedeutung ist die Anzahl der Protonen im Kern. Sie ist das Un-

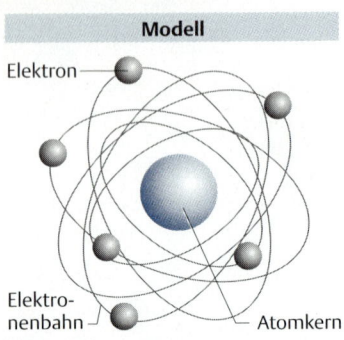

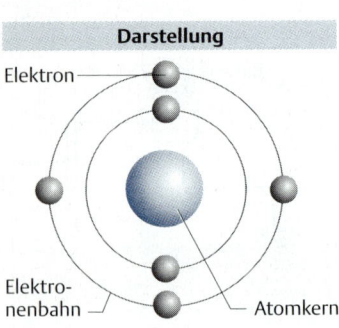

Abb. 5.**2** Modell und Darstellung eines Kohlenstoffatoms (aus: B. Kierdorf: *Kfz-Elektronik*, Vogel, Würzburg 1973).

terscheidungsmerkmal für die chemischen Elemente. So hat z. B. Sauerstoff 8 Protonen im Kern, der Wasserstoffkern dagegen nur 1 Proton.

Die Elektronen der Hülle umkreisen den Atomkern ca. 1 Billiarde mal pro Sekunde (eine Zahl mit 15 Nullen). Dies tun sie auf ganz bestimmten Bahnen mit konstanter Entfernung zum Kern, den **Elektronenschalen**. Jede Schale kann nur eine bestimmte Anzahl Elektronen aufnehmen, z. B. 1. Schale: 2 Elektronen, 2. Schale: 8 Elektronen, usw. Die Schalen der Atomhülle werden von innen nach außen mit genau so vielen Elektronen aufgefüllt, wie Protonen im Atomkern des chemischen Elements vorhanden sind. So hat das Sauerstoffatom auf der ersten Schale 2 Elektronen und auf der zweiten Schale 6 Elektronen. Die Neutronen sind elektrisch neutral und von besonderer Bedeutung bei den atomaren Prozessen der Atomkernspaltung (Kernreaktor).

Zwischen den Protonen und den Elektronen werden durch Experimente Kraftwirkungen festgestellt und als elektrische Kräfte bezeichnet. Protonen und Elektronen ziehen sich gegenseitig an, artgleiche Elementarteilchen stoßen sich ab. Die Ursache für diese elektrischen Kräfte ist die **elektrische Ladung**; Protonen tragen eine positive Ladung, Elektronen eine negative. Beide Ladungen sind gleich groß. Sie stellen die kleinste nachweisbare Form der Elektrizität dar und heißen deshalb Elementarteilchen.

Merke:
- Ladungen können nur auf Grund ihrer Kraftwirkung untereinander nachgewiesen werden.
- Es gibt positive und negative Ladungen;
- Protonen haben eine positive Ladung;
- Elektronen haben eine negative Ladung;
- Gleichnamige Ladungen stoßen sich ab;
- Ungleichnamige Ladungen ziehen sich an.

Im Allgemeinen haben alle Körper entsprechend ihrem atomaren Aufbau gleich viele positive (Protonen) und negative (Elektronen) Ladungen. Die elektrischen Kräfte der Protonen und Elektronen heben sich gegenseitig auf. Die Körper sind elektrisch neutral. Sollen elektrisch geladene Körper erzeugt werden, muss mit Kraftaufwand, d. h. durch mechanische Arbeit, aus dem Körper ein Elektron entfernt werden und gegen die anziehende Kraft des zurückbleibenden Protons an einen anderen Körper als „Ladungsdepot" gebunden werden.

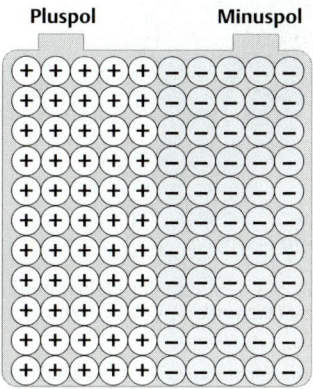

Abb. 5.**3** Ladungsverteilung in einer Batterie (schematisch).

In einer Taschenlampenbatterie werden die positiven und negativen Ladungen auf chemischem Weg erzeugt und gespeichert. Sie stehen an den beiden Polen der Batterie zur Verfügung (Abb. 5.**3**). Wozu diese räumliche Trennung der Ladungen gut ist, wird in den folgenden Kapiteln behandelt.

5.1.2 Gleichstrom

Die abstoßenden und anziehenden Kräfte zwischen den elektrischen Ladungen bewirken aber nur einen Transport der getrennten Ladungen, wenn die beiden Pole der Batterie durch einen Leiter verbunden sind (Abb. 5.**4**). In ihm können sich die Elektronen entsprechend den elektrischen Kräften bewegen.

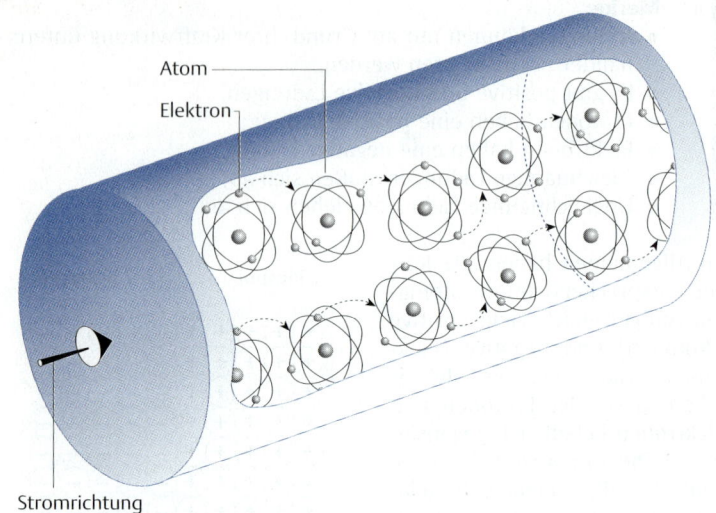

Abb. 5.**4**   Prinzip der Elektronenbewegung in einem Leiter (aus: B. Kierdorf: *Kfz-Elektronik*, Vogel, Würzburg 1973).

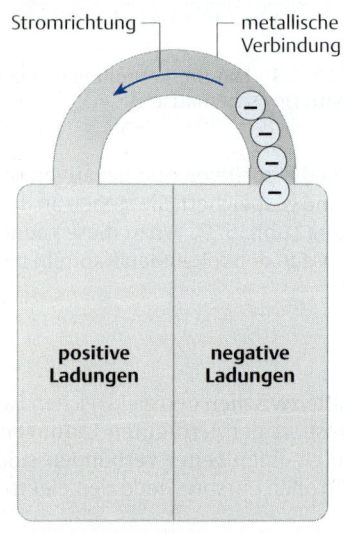

Abb. 5.**5**   Ladungsträgertransport in einer Batterie (schematisch).

In der Taschenlampe wird durch zwei Metallplättchen und den Glühdraht der Birne eine metallische Verbindung zwischen den beiden „Ladungsdepots" hergestellt (Abb. 5.**5**).

Es beginnen Ladungen zu fließen. Um zu verstehen, wie es zu dem Ladungsstrom kommt, sollen kurz die Vorgänge (Abb. 5.**4**) in der leitenden Verbindung erläutert werden.

Die leitende Verbindung besteht aus einem Metall (z. B. Kupfer). Metalle sind Stoffe, die leicht transportierbare Elektronen haben. Wenn also ein Metallatom ein Elektron freigegeben hat, wird es sofort von einem anderen Metallatom eingefangen. Dieses gibt wiederum sofort wieder ein Elektron frei, das auch sofort eingefangen wird, usw.

Am negativen Ladungsdepot stehen der leitenden Verbindung in großer Anzahl Elektronen zur Verfügung. Sie werden eingefangen und lösen den oben beschriebenen Vorgang aus, der sich durch die gesamte metallische Verbindung mit sehr großer Geschwindigkeit (200.000 km/s) fortpflanzt (Abb. 5.**5**).

Merke:
Findet ein Transport von Ladungen (Elektronen) in einer Richtung statt, dann spricht man von **Gleichstrom**.

Merke:
Die in einer Sekunde transportierte Ladungsmenge wird als **Stromstärke** bezeichnet.

Stromstärke = transportierte Ladungen / Sekunde

$$I = Q / t$$

Die Einheit der Stromstärke ist das Ampere.

5.1.3 Gleichspannung

In einem elektrischen Leiter kann nur dann ein elektrischer Strom fließen, wenn die Ladungsdepots mit positiven und negativen Ladungen gefüllt sind. Der Füllgrad hängt, wie gezeigt, davon ab, wieviele elektrische Ladungen durch mechanische Arbeit (Elektrizitätswerk) erzeugt und räumlich getrennt abgespeichert wurden. Das Maß für diesen Vorgang ist die **elektrische Spannung**.

Merke:
Die elektrische Spannung entsteht durch die räumliche Trennung ungleichnamiger Ladungen. Sie ist ein Maß für die Arbeit, die bei der Ladungstrennung aufgewendet wurde.

Die Einheit der elektrischen Spannung ist das Volt.

Damit ein Gleichstrom konstanter Stromstärke fließt, muss eine konstante Spannung aufrechterhalten werden. In der Taschenlampenbatterie ist die Anzahl der Ladungen an den beiden Polen über einen gewissen Zeitraum konstant. Die abgeflossenen Ladungen werden sofort auf chemischem Weg in der Batterie ersetzt. Damit wird ein gleichmäßiger Ladungsstrom gewährleistet. Wenn die Batterie keine neuen Ladungen mehr erzeugen kann, wird die Spannung Null. Auf die Elektronen wirken keine elektrischen Kräfte mehr. Der Strom ist Null. Die Batterie ist entladen.

5.1.4 Widerstand

Die Spannung der Taschenlampenbatterie ist konstant. Wenn die beiden Ladungsdepots mit einem Draht verbunden werden, fließt ein Strom. Die Größe dieses Stroms hängt von den Eigenschaften der leitenden Verbindung ab. In ihr wird der Transport der Ladungsträger durch die Reibung der Elektronen im Metallgitter behindert. Diese Erscheinung wird als elektrischer Widerstand bezeichnet. Er hängt von der Länge und der Querschnittsfläche der Leitung sowie von ihrer Temperatur und ihrem Material ab. Wenn die Spannung konstant ist, bewirkt ein großer Widerstand einen kleinen Strom und ein kleiner Widerstand einen großen Strom. Als Gleichung sieht dieser Zusammenhang so aus:

Strom = Spannung / Widerstand

$$I = U / R$$

Wenn diese Gleichung nach dem Widerstand aufgelöst wird, dann ergibt das:

Merke:
Unter dem elektrischen Widerstand wird das Verhältnis aus der elektrischen Spannung und dem elektrischen Strom verstanden.

Widerstand = Spannung / Strom

$$R = U / I$$

Die Einheit des elektrischen Widerstands ist das Ohm (Ω).

Temperaturabhängigkeit des elektrischen Widerstandes

In zunehmenden Maße werden auf den Stationen elektrische Thermometer verwendet. Mit ihnen kann in sehr kurzer Zeit die Körpertemperatur der Patienten gemessen werden.

Ein Messfühler wird auf die Haut des Patienten gelegt. Dort verbleibt er solange, bis sich sein elektrischer Widerstand nicht mehr ändert und somit der Körpertemperatur des Patienten entspricht. Optisch und/oder akustisch wird das Ende der Messung signalisiert. Die Temperatur kann dann direkt als Zahl abgelesen werden.

Das Gerät misst bei diesem Verfahren den Widerstand eines Metallstückes. Das Metallstück besteht aus einer festen Molekülstruktur. Die Wärme des Patienten erhöht die Metalltemperatur und damit die Beweglichkeit der Moleküle.

Die elektrischen Ladungen müssen sich an diesen Molekülen vorbeischlängeln. Das gelingt ihnen mit zunehmender Molekülbeweglichkeit immer weniger gut. Mit steigender Temperatur wird der Widerstand des Metallstückes immer größer. Damit wird bei konstanter Spannung der elektrische Strom kleiner. Die Stromstärke durch den Widerstand wird vom Gerät gemessen, mit Hilfe der bekannten Temperaturabhängigkeit des Materials ausgewertet und in °C angezeigt.

5.1.5 Leiter

Metallische Leiter

Unter dem Begriff Leiter werden Stoffe zusammengefasst, durch die der Transport von Ladungen möglich ist. Der Transport gelingt um so besser, je mehr bewegliche Elektronen der Stoff enthält.

Die kernnahen Elektronen der Atome sind fest gebunden. Dagegen können, wie in Metallen, die äußeren Elektronen ganz schwach gebunden sein. Der Transport von Elektronen in metallischen Leitern ist deshalb sehr leicht. Metalle sind gute elektrische Leiter.

Ausgezeichnete Leiter sind die Edelmetalle Platin, Gold und Silber. Ihre Verwendung ist jedoch durch die hohen Kosten eingeschränkt. In der Regel kommt daher Kupfer zum Einsatz.

Die beste elektrische Leitfähigkeit wird bei sehr tiefen Temperaturen erreicht und Supraleitung genannt. Stand heute gibt es in der Medizin kein Verfahren, in dem die Möglichkeiten der Supraleitung zum Tragen kommen.

Elektrolyte

Das sind Stoffe, deren Moleküle in wässriger Lösung in elektrisch geladene Teilchen zerfallen (Abb. 5.**6**). Bei ihnen ist die Ladung an positiv und negativ geladene Molekülbausteine (Ionen) gebunden. Der Ladungstransport ist also immer mit einem Materialtransport verbunden.

Natrium-, Kalium-, Kalzium- und Magnesiumionen sind elektrisch positiv, Bikarbonat-, Chlorid- und Phosphationen negativ geladen.

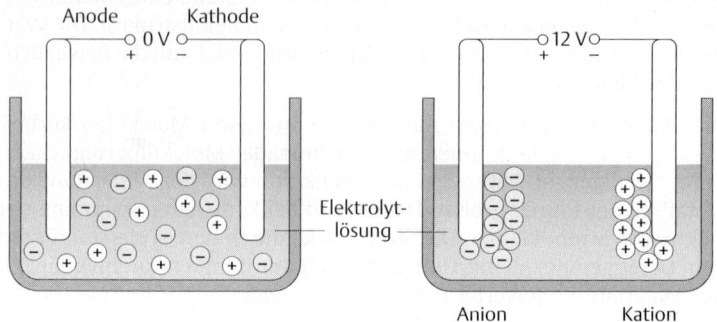

Abb. 5.6   Elektrolyse. Links die Ionenverteilung ohne äußere Spannung, rechts mit äußerer Spannung.

Wird an einem Elektrolyten eine elektrische Spannung angelegt, so wandern die positiven Ionen (Kationen) zu der negativen Elektrode (Kathode) und die negativen Ionen (Anionen) zu der positiven Elektrode (Anode). Je größer die Konzentration der Ionen ist, um so intensiver findet dieser Vorgang statt.

Auch in normalem Leitungswasser befinden sich Ionen. Dadurch ist ein guter Ladungstransport möglich. Es besitzt einen sehr kleinen elektrischen Widerstand. Der elektrische Strom wird sehr gut weitergeleitet. Beim Umgang mit elektrischen Geräten sollten deshalb unbedingt Feuchtigkeit und Nähe von Wasser vermieden werden. Unfälle, die durch Nichtbeachtung dieser Gefahr (z. B. Stromschlag im Badewasser) geschehen, haben fast ausnahmslos einen **tödlichen** Ausgang!

Isolatoren

Isolatoren sind Stoffe, in denen kein Ladungstransport möglich ist. Das sind zum Beispiel Plastik, Fett, Öl, Teflon und keramische Materialien.

Jeder Leiter ist mit einem isolierenden Stoff umgeben. Jedes elektrische Gerät ist mit einem isolierenden Gehäuse versehen. Isolatoren stellen einen ganz wichtigen Schutz vor dem elektrischen Strom für den Menschen dar. Jede schadhafte Isolierung muss deshalb sofort einem Fachmann gemeldet werden. Bis zur Beseitigung des Schadens darf das Gerät oder Kabel auf gar keinen Fall benutzt werden und muss für jedermann sichtbar als Gefahr gekennzeichnet werden.

Dem Leser sei besondere Vorsicht im Umgang mit Geräten angeraten, die mit Hochspannung betrieben werden (z. B. Röntgengeräte). Vor der Ge-

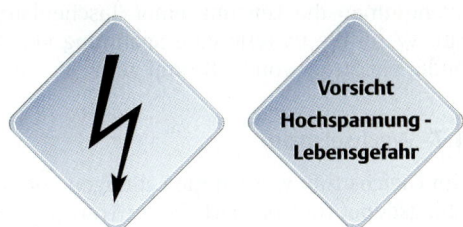

Abb. 5.**7**
Warnschilder.

fahr wird durch ein gelbes Schild mit einem roten Blitz gewarnt. Ein zweites gelbes Schild trägt die Aufschrift „Vorsicht Hochspannung – Lebensgefahr "(Abb. 5.**7**).

5.1.6 Elektrische Leistung

Jedes elektrische Gerät braucht eine bestimmte Spannung und einen bestimmten Strom, um seine Aufgabe erfüllen zu können. Die unter dem Einfluss der angelegten Spannung fließenden elektrischen Ladungen erzeugen die Wärme und die mechanische Arbeit, die elektrische Geräte abgeben. Stromstärke und Spannung bestimmen die elektrische Energie, die in den Geräten entweder in Wärme (z. B. elektrisches Heizkissen), in Licht (z. B. Taschenlampenbirne) oder aber auch in Bewegungsenergie (z. B. Elektromotor) umgewandelt wird.

Wie in der Mechanik ist die elektrische Leistung die Energie, die pro Zeit in Form von Spannung und elektrischem Strom dem Gerät zugeführt werden muss.

Der Zusammenhang zwischen der aufgenommenen elektrischen Leistung eines Geräts, der angelegten elektrischen Spannung und der sich einstellenden elektrischen Stromstärke ist einfach. Die elektrische Leistung ist das Produkt aus Stromstärke und Spannung.

> **Merke:**
> Die elektrische Leistung ist das Produkt aus dem elektrischen Strom und der elektrischen Spannung.

elektr. Leistung = elektr. Spannung $\times$ elektr. Strom

$$W = U \times I$$

Die Einheit der elektrischen Leistung ist das Watt.

Angenommen die Leistung einer Taschenlampenglühbirne beträgt 4
Watt. Wenn die Batterie eine Spannung von 4,5 Volt hat, dann fließt
ständig ein Strom von 0,88 Ampere. 4 W = 0,88 A × 4,5 V.

5.1.7 Wechselstrom

Beim Gleichstrom werden die Ladungen vom negativen zum positiven
Ladungsdepot transportiert. Dieser Transport findet stets in einer Richtung statt.

Beim Wechselstrom ändert sich die Richtung des Ladungsträgertran-
sports ständig. Dies geschieht dadurch, dass in den Ladungsdepots abwechselnd positive und negative Ladungen erzeugt werden. Da jedoch
stets nur die negativen Ladungen (leichte Elektronen) zu den positiven
Ladungen (schwere Ionen bzw. Protonen) fließen, ändert der Strom
zwangsläufig seine Richtung.

> **Merke:**
> Unter Wechselstrom versteht man einen Strom, bei dem die La-
> dungsträger ständig ihre Richtung ändern.

An vielen Geräten befindet sich die Aufschrift 220 V/50 Hz. Die erste Zahl
besagt, dass das Gerät mit einer elektrischen Spannung von 220 Volt betrieben werden muss. Die zweite Zahl kennzeichnet die Wechselspannung. In diesem Fall bedeutet sie, dass der Strom hundert Mal pro Sekunde seine Richtung ändert. Diese Betriebsdaten sind auf jeden Fall ein-
zuhalten! Andernfalls ist die korrekte Funktion des Geräts nicht gewährleistet und das Gerät kann unter Umständen sogar *zerstört* werden.

5.2   Wärmewirkung des elektrischen Stroms

Ein Patient möchte gern ein elektrisches Heizkissen haben. Die Schwester bringt es ihm, schließt es an und nach wenigen Minuten wird es
wohlig warm. Wie funktioniert das?

Die Temperatur eines Körpers ist durch die Beweglichkeit seiner Moleküle bedingt. Durch die im elektrischen Leiter strömenden Elektronen
werden die Leitermoleküle zu einer größeren Beweglichkeit angeregt.
Die Folge ist die Erwärmung des Leiters. Dieser Vorgang ist wesentlich
von dem elektrischen Widerstand des Leiters und dem Strom, der durch
ihn fließt, abhängig. Ein Leiter mit großem Widerstand erwärmt sich
stärker als ein Leiter mit einem kleinen Widerstand. Ebenso führt ein
großer Strom zu einer stärkeren Erwärmung als ein kleiner.

Im Heizkissen befindet sich ein isolierter Leiter mit einem großen Widerstand. Damit wäre das Heizkissen aber recht unkomfortabel, da so der Grad der Erwärmung nicht geregelt werden könnte. Über einen mehrstufigen Schalter kann deshalb die Stromstärke verändert werden.

Wenn die Schwester das Anschlusskabel anfasst, wird sie an ihm keine Erwärmung feststellen. Das liegt daran, dass der Widerstand des Zuleitungskabels viel geringer ist.

Sollte sie jedoch trotzdem eine übermäßige Erwärmung, aufgrund eines Defekts zum Beispiel, feststellen, so muss sie das Heizkissen sofort außer Betrieb nehmen und vor weiterer Benutzung schützen. Durch die hohe Temperatur kann die Leiterisolierung schmelzen. Der blanke, unter Strom stehende Draht, stellt eine akute Lebensgefahr dar.

Um diesen Gefahren vorzubeugen, ist in jeden Stromkreis eine Sicherung eingebaut. Überschreitet der Strom den zulässigen Wert, so schmilzt ein Stück Metall in der Sicherung und unterbricht den Stromkreis.

Auf vielen elektrischen Geräten befindet sich ein Schild mit der Leistungsangabe. Sollte beim Betreiben des Gerätes die Sicherung durchbrennen, so kann aus der Leistungsangabe und der elektrischen Spannung der Strombedarf ausgerechnet werden.

Die Leistung eines elektrischen Gerätes beträgt 2500 W.

Bei einer Spannung von 220 V ergibt das einen Strom von 11,3 A.

$$2500 \text{ W} : 220 \text{ V} = 11,3 \text{ A}$$

Ist der Stromkreis nur mit 10 A (Aufdruck auf der Sicherung) abgesichert, so darf das Gerät hier nicht betrieben werden.

5.3 Elektrizität im menschlichen Körper

Viele physiologische Vorgänge im menschlichen Körper sind ohne Elektrizität nicht möglich. Messungen der elektrischen Vorgänge sind dabei ein wichtiges diagnostisches Mittel, zum Beispiel **Elektrokardiogramm (EKG)** und **Elektroenzephalogramm (EEG)**.

5.3.1 EKG

Die Steuerung des Herzmuskels erfolgt mit sehr kleinen elektrischen Strömen. Der zeitliche Verlauf dieser Ströme ist charakteristisch für die Funktion des Herzens und stellt eine wichtige Information für die ärztliche Diagnose dar.

Die Aktionsströme pflanzen sich, wenn auch geschwächt, durch das benachbarte Gewebe fort. An der Körperoberfläche bewirken sie elektrische Spannungen zwischen verschiedenen Punkten der Körperoberfläche. Diese sehr kleinen elektrischen Spannungen (einige mV) werden bei der EKG-Methode gemessen und graphisch aufgezeichnet.

Prinzipiell kann die Spannung zwischen zwei beliebigen Punkten gemessen werden. Um aber EKGs miteinander vergleichen zu können, sind bestimmte Standardableitungen festgelegt worden (Abb. 5.8). Das sind 6 Brustwandableitungen (V_1 bis V_6) und 6 Extremitätenableitungen (I, II, III, aVR, aVL, aVF). Schon geringe Abweichungen von diesen Punkten führen zu ganz anderen Kurvenverläufen.

Abb. 5.8 zeigt einen typischen und normalen EKG-Verlauf. Es bedeuten darin:

P-Welle: Entsteht bei der Reizausbreitung in den Vorhöfen.
QRS-Komplex: Entsteht bei der Erregung der Kammern.
T-Welle: Kennzeichnet die Rückkehr der Kammern aus der Erregung in die Ruhelage.

Die Strecke P – Q ist die Zeit von der Erregung des Sinusknoten bis zum Ende des AV-Knotens. Die Strecke T – P stellt die Herzpause von 0,4 Sekunden dar. Der gesamte Ablauf von P bis T dauert ebenfalls 0,4 Sekunden.

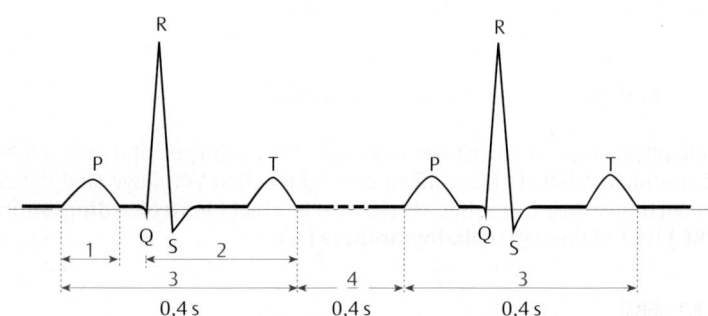

Abb. 5.8 Typisches EKG mit PQRS- und T-Zacke. 1: Erregung im Vorhof, 2: Kammerkomplex, 3: Ablauf der Erregung während eines Herzschlages, 4: Zeit zwischen zwei Herzschlägen (nach *Faller*).

Um ein einwandfreies EKG aufzeichnen zu können, muss beim Anlegen der Elektrode sehr viel Sorgfalt angewendet werden. Andernfalls würde der Kontaktwiderstand (ca. 5 Kiloohm) stark erhöht und das Messergebnis verfälscht sein. Um den Kontaktwiderstand klein zu halten, wird zwischen Haut und Elektrode eine Elektrodenpaste aufgetragen. Des Weiteren muss darauf geachtet werden, dass alle Elektroden einen gleich festen Kontakt haben, andernfalls treten wieder Verfälschungen der Messung auf.

Mittlerweile werden moderne EKG-Systeme von Computern unterstützt (Abb. 5.**9**). Die gesamte Auswertung wird bereits vom System durchgeführt, Abweichungen vom EKG-Verlauf dokumentiert und, falls gewünscht, alle Daten abgespeichert. Der wesentliche Vorteil dieser Anlagen ist die Entlastung des Personals von Routinearbeiten und die Konzentration auf die Diagnose. Obwohl diese Systeme sehr zuverlässig arbeiten, muss das medizinische Personal über die Sachzusammenhänge

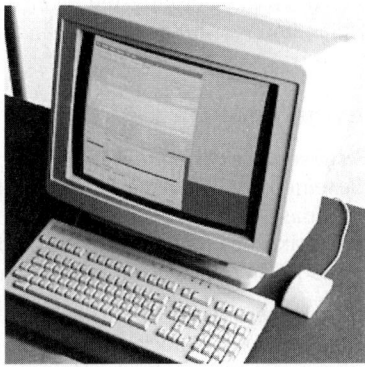

Abb. 5.**9** Modernes Belastungs-EKG-Diagnosesystem (Fa. Siemens).

gut informiert sein, um durch einfache Plausibilitäten Unstimmigkeiten zu erkennen, Kontrollmessungen zu veranlassen und Fehldiagnosen somit zu verhindern.

5.3.2 Herzschrittmacher

Herzschrittmacher oder Pacemaker sind Geräte, die zur Behandlung von Bradykardien (zu langsame Herztätigkeit) eingesetzt werden. Sie erzeugen mit einer komplizierten Elektronik die elektrischen Signale, die das Reizleitungssystem nicht mehr selbständig erzeugen oder an die betreffende Stelle weiterleiten kann (z. B. AV-Block oder Störung der Reizleitung).

Dank modernster Technik haben sie heute eine Größe von 4 cm Durchmesser, eine Masse von 50 g und eine Betriebszeit mit einer Batterie bis zu ca. 10 Jahren. Die Anforderungen an Zuverlässigkeit und Materialbeständigkeit sind sehr hoch (z. B. simulierte Verkehrsunfälle) und unbedingt Maßstab für alle zukünftigen Entwicklungen. Schrittmacher mit

Batterien, die ihre Energie durch Kernspaltungsprozesse gewinnen, sind in der westlichen Welt wegen ihrer radioaktiven Gefährlichkeit verboten.

Aufgrund ihrer Aufgabenstellung lassen sich Schrittmacher in zwei Gruppen einteilen:

Externe Schrittmacher

Sie haben die vielseitigsten Eigenschaften. Sämtliche Werte bzw. Parameter sind von außen einstellbar. Ihr Einsatz ist in der Regel zeitlich begrenzt.

Interne Schrittmacher

Festfrequenzschrittmacher. Diesen Schrittmacher erhalten Patienten, die einen totalen dauerhaften AV-Block haben. Es muss sicher sein, dass das Herz keine eigenen Vorhofimpulse erzeugen kann, da sonst das Risiko des Kammerflimmerns bestehen würde. Der Aufbau dieses Types ist am einfachsten und deshalb auch am wenigsten störanfällig.

Kammergesteuerte Schrittmacher. Patienten mit Sinusbradykardie oder zeitweiligem AV-Block wird dieser Typ implantiert. Dieser Schrittmacher wartet während jeder Herzperiode zunächst ab, ob ein natürlicher Reiz auftritt. Kommt der Reiz, wird der Schrittmacher in Wartestellung für die nächste Periode gebracht. Bleibt der Reiz während der Wartezeit aus, gibt der Schrittmacher ein Signal ab. Dieser Gerätetyp heißt auch Demand-Pacemaker.

Vorhofgesteuerter Herzschrittmacher. Diesen Typ können Patienten mit intaktem Vorhofrhythmus erhalten. Er stellt die Herzleistung in optimaler Weise wieder her, indem er die AV-Unterbrechung überbrückt. Über eine Elektrode wird die P-Welle registriert. Nach einer Wartezeit (PQ-Zeit) wird über eine zweite Elektrode das elektrische Signal abgegeben. Bleibt die P-Welle einmal aus, gibt dieser Typ trotzdem das elektrische Signal ab.

5.3.3 EEG

Die Elektroenzephalographie (EEG) beschäftigt sich mit der Messung elektrischer Ströme im Gehirn. Die einzelnen Gehirnabschnitte werden durch Messung der elektrischen Spannung an verschiedenen Punkten abgetastet. Aufschlussreich ist das EEG bei Verletzungen bzw. Entzündungen des Gehirns, Hirnabszessen und -geschwülsten sowie bei Krampfkrankheiten.

5.4 Magnetische Wirkung des elektrischen Stroms

Auf vielen Stationen wird der Ruf des Patienten nach dem Krankenpflegepersonal nicht nur optisch, sondern auch akustisch angezeigt. Dazu werden Klingeln verwandt, die mit elektrischem Strom betrieben werden. Wie funktioniert das?

Es gibt Substanzen, die elektrisch ungeladen sehr starke Kräfte ausüben können. Das sind die magnetischen Stoffe. So stoßen sich spezielle Eisenstäbe, die sogenannten Stabmagnete oder Magnetnadeln, je nach Lage zueinander sehr stark ab oder ziehen sich an.

Kräfte auf Magnetnadeln können jedoch auch durch elektrische Ströme ausgeübt werden. So wirkt ein metallischer Leiter, der zu einer Zylinderspule (ähnlich dem Garn auf einer Garnrolle) gewickelt ist, wie ein magnetischer Stoff. Diese Experimente zeigen, dass bewegte elektrische Ladungen magnetische Wirkungen erzeugen.

> **Merke:**
> Bewegte elektrische Ladungen (elektrischer Strom) üben magnetische Kräfte aus.

In der Klingel (Abb. 5.**10**) ist der elektrische Leiter um ein Stück Eisen gewickelt. Wenn der Strom eingeschaltet wird, zieht dieser Elektromagnet den Klöppel an. Er stößt gegen die Glocke und es erklingt ein Ton. Durch die Bewegung des Klöppels wird gleichzeitig der Stromkreis unterbrochen. Eine Feder zieht dann den Klöppel zurück.

Der elektrische Wechselstrom lässt den Klöppel 50-mal pro Sekunde gegen die Glocke schlagen. Dadurch entsteht der typische Dauerton der Klingel.

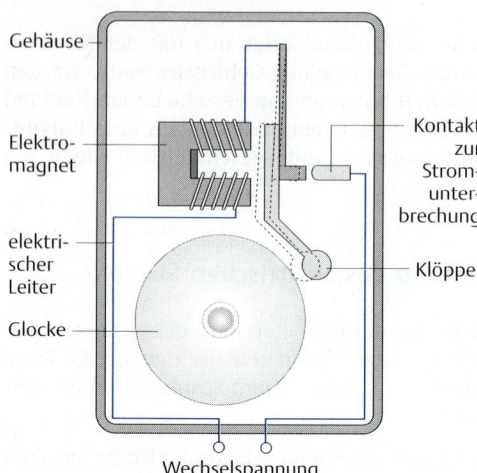

Abb. 5.**10**   Elektrische Klingel. Die Klöppel-stellung nach Anzug durch den Elektroma-gneten ist gestrichelt gezeichnet.

5.5   Elektromagnetische Wellen

Patienten, die sich nach einem Herzinfarkt rehabilitieren sollen, werden bezüglich ihrer Belastbarkeit besonders sorgfältig beobachtet. Dabei bedient man sich oft kleiner Sender, die alle wichtigen Daten des Patienten, zum Beispiel den Puls, während der Belastung drahtlos zu einem Empfänger übertragen. Wie ist diese drahtlose Übertragung möglich?

Charakteristisch für Sender und Empfänger sind lange elektrische Leitungen, die sogenannten Antennen. In ihnen können sich elektrische Ladungen leicht bewegen. Werden die Ladungen durch eine elektrische Wechselspannung zu Schwingungen angeregt, so lässt sich experimentell zeigen, dass die entfernt angeordneten Ladungen der Empfangsantenne mit der gleichen Frequenz zu Schwingungen angeregt werden. Der Vorgang entspricht völlig den Effekten der Wasserwellen (ein periodisch eintauchender Erreger regt einen entfernt auf der Wasseroberfläche schwimmenden Korken ebenfalls zu Schwingungen an).

Die schwingenden Ladungen der Sendeantenne erregen jedoch nicht nur entfernte Ladungen einer Empfangsantenne, sondern gleichermaßen auch magnetische Empfänger.

Elektromagentische Wellen, ausgesandt von den bewegten Ladungen der erzeugenden Sendeantenne, regen also die Ladungen der Empfangsantenne an. Sie erzeugen im Empfänger einen Wechselstrom, der die gleiche Frequenz wie der Wechselstrom im Sender hat.

Elektromagnetische Wellen breiten sich auch im luftleeren Raum aus. Ihre Ausbreitungsgeschwindigkeit ist sehr groß (ca. 300.000 km/s) und sie durchdringen alle nichtmetallischen Substanzen, z. B. das Mauerwerk eines Hauses.

Diese Eigenschaften begründen die zentrale Bedeutung der elektromagnetischen Wellen. Der Pulsschlag des belasteten Patienten aus obigem Beispiel wird in einen Wechselstrom umgesetzt. Mit der gleichen Frequenz werden die Ladungen der Sendeantenne erregt. Die über die Sendeantenne abgestrahlten elektromagnetischen Wellen können dann ohne Zeitverlust über große Entfernungen von einem Sender registriert werden.

In Kap. 5.1.4 wurde gezeigt, dass die Bewegung der Ladungen in einem Leiter von dem elektrischen Widerstand behindert wird. Der in der Empfangsantenne erzeugte Wechselstrom führt durch die Reibung der bewegten Ladungen an den Atomen der Antennensubstanz zu einer Erwärmung der Empfangsantenne. Auch der Mensch kann als Empfangsantenne für elektromagnetische Wellen dienen und ihre Energie in Wärme umwandeln. Das ist von großer Bedeutung für die physikalische Medizin.

5.5.1 Eigenschaften elektromagnetischer Wellen

Unterscheidungsmerkmale für Wellen sind Frequenz und Wellenlänge.

Die einzelnen Wellenlängenbereiche (Abb. 5.**11**) weisen ganz unterschiedliche Eigenschaften auf. Ein Bereich eignet sich für

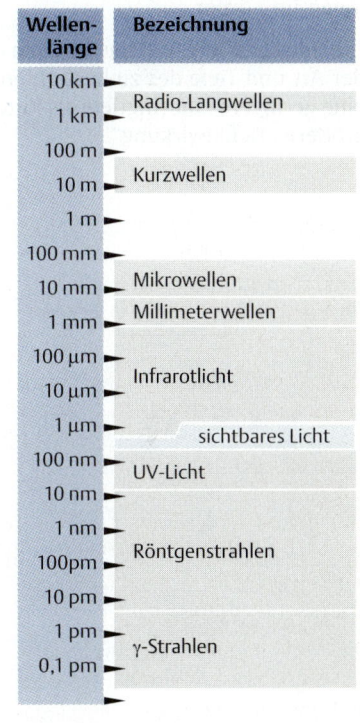

Wellen-länge	Bezeichnung
10 km	Radio-Langwellen
1 km	
100 m	Kurzwellen
10 m	
1 m	
100 mm	
10 mm	Mikrowellen
1 mm	Millimeterwellen
100 µm	Infrarotlicht
10 µm	
1 µm	sichtbares Licht
100 nm	UV-Licht
10 nm	
1 nm	Röntgenstrahlen
100 pm	
10 pm	
1 pm	γ-Strahlen
0,1 pm	

Abb. 5.**11**   Das elektromagnetische Spektrum.

die Informationsübertragung (z. B. Rundfunk, Fernsehen, usw.), ein anderer für diagnostische Maßnahmen (z. B. Röntgen, Ultraschall), ein weiterer wird in der Strahlentherapie verwandt und einer ist für den Menschen sogar sichtbar: das Licht.

5.5.2 Physikalische Therapie

Kurzwellen – Ultrakurzwellen – Mikrowellen

In der physikalischen Therapie haben Kurzwellen eine Frequenz von ca. 27 MHz, Ultrakurzwellen ca. 433 MHz und Mikrowellen ca. 2450 MHz. Diese hochfrequenten Wellen breiten sich zwischen zwei plattenförmigen Leitern aus. Die zu bestrahlenden Körperpartien werden zwischen die beiden Platten gebracht. Die Wellen dringen in das Gewebe ein und erzeugen Schwingungen durch Bewegung der Ionen im Körper.

Die Entscheidung, welche Strahlen eingesetzt werden sollen, hängt von der Art und Tiefe des zu bestrahlenden Gebiets ab. Mikrowellen haben eine geringere Eindringtiefe als Kurzwellen. Kurzwellen haben also eine größere „Tiefenwirkung".

6 Optik

6.1 Entstehung des Lichts

Lichtwellen sind elektromagnetische Wellen sehr hoher Frequenz (ca. 10^{14} Hz) und sehr kleiner Wellenlänge (ca. 0,5 μm). Warum leuchten aber die meisten unserer Lichtquellen, zum Beispiel die Glühlampen, erst, wenn sie sehr heiß sind? Aus der Wärmelehre wissen wir, dass die Wärmezufuhr an einen Körper zu einer stärkeren Molekülbeweglichkeit führt. Die Temperatur des Körpers ist ein Maß dafür. Die schnellen Molekülbewegungen bewirken Stöße zwischen den Molekülen. Dadurch werden die Elektronen der Atomhülle zu Schwingungen angeregt. Schwingende elektrische Ladungen senden aber elektromagnetische Wellen aus. Die einem Körper zugeführte Wärmemenge wird also zum Teil in elektromagnetische Wellen überführt. Bei ganz heißen Körpern, so bei Temperaturen oberhalb 800°, haben die ausgesandten elektromagnetischen Wellen eine Frequenz bzw. Wellenlänge, die das menschliche Auge als Licht wahrnehmen kann. Die Körper werden sichtbar. Weniger heiße Körper leuchten rot (z.B. die Glut einer Zigarette), sehr heiße Körper leuchten weiß (z. B. der Glühdraht in einer Glühbirne).

Merke:
Licht wird von den schwingenden Elektronen der Atomhülle als elektromagnetische Welle erzeugt. Die Frequenz der elektromagnetischen Welle und damit die Sichtbarkeit des Lichts hängt von der Temperatur der Glühkörper ab.

6.1.1 Lichtausbreitung

Ein Patient möchte abends lesen und schaltet die Nachttischlampe ein. Dadurch wird sein Buch erhellt. Wenn er eine Seite umblättert, ist seine Hand als Schatten auf dem Buch sichtbar. Wie entsteht der Schatten?

Bei den Vorgängen im Atom entsteht keineswegs eine beliebig lange Lichtwelle, sondern ein Lichtwellenzug. Er breitet sich geradlinig im Raum aus. Wenn sich von einer Lichtquelle eine große Anzahl von Wellenzügen in den Raum ausbreitet und nur eine bestimmte Ausbreitungsrichtung betrachtet wird, dann spricht man von einem Lichtstrahl.

Die Nachttischlampe stellt eine Lichtquelle dar. Von ihr breitet sich das Licht als Strahlen aus. Wenn sich zwischen der Lampe und dem Buch kein Hindernis befindet, erreichen die Lichtstrahlen das Buch und erhellen es. Kommt jedoch die Hand in den Strahlengang, dann endet ein Teil der Strahlen auf der Hand. Hinter der Hand entsteht ein lichtloser Raum. Die Hand ist als Schatten auf dem Buch sichtbar.

Merke:
Das Licht breitet sich als Strahlen geradlinig nach allen Richtungen aus.

6.1.2 Lichtgeschwindigkeit

Die Lichtstrahlen breiten sich von der Lichtquelle (z. B. Nachttischlampe) in den Raum aus. Ein Teil von ihnen endet auf dem Buch des Patienten und legt damit eine bestimmte Strecke zurück. Entlang dieser Strecke vergeht während der Ausbreitung Zeit. Das Verhältnis aus der zurückgelegten Strecke und der dafür benötigten Zeit ist die Lichtgeschwindigkeit. Sie beträgt ungefähr 300.000.000 Meter pro Sekunde. Dem Patienten ist es natürlich unmöglich, mit dem Auge beim Einschalten der Lampe die Ausbreitung des Lichts zu verfolgen. Die dabei vergehende Zeit ist unvorstellbar klein.

6.1.3 Lichtstärke

Der Patient muss während des Lesens noch einmal von der Schwester versorgt werden. Sie betritt das nur schwach beleuchtete Zimmer. Da das Licht der Nachttischlampe für ihre Arbeit nicht ausreicht, schaltet sie zusätzlich die Deckenbeleuchtung ein. Warum ist es jetzt hell genug?

Damit die Lichtwellen vom menschlichen Auge wahrgenommen werden können, müssen sie eine bestimmte Helligkeit haben. Für die subjektiv empfundene Helligkeit sind Lichtstärke, Lichtstrom und Beleuchtungsstärke die messtechnischen Grundlagen.

Lichtstärke

Die Einheit der Lichtstärke ist das **Candela** (cd). Diese Lichtstärke entspricht ungefähr der einer Kerze mit einer 4 cm hohen Flamme. Praktisch benutzt man zur Messung elektrisch betriebene Eichlichtquellen. Eine Glühlampe von 40 W (220 V) hat eine Lichtstärke von 32 cd, eine Glühlampe von 100 W (220 V) dagegen 110 cd.

Lichtstrom

Die Einheit des Lichtstroms ist das **Lumen** (lm). Ein Lumen ist der Lichtstrom, den eine Lichtquelle von einem Candela in einem Meter Abstand auf einer Fläche von einem Quadratmeter ausstrahlt. Die 40 W-Glühlampe gibt einen Lichtstrom von 430 lm, die 100 W-Glühbirne 1380 lm ab. Eine 9 W-Energiesparbirne gibt den gleichen Lichtstrom wie eine 40 W-Glühbirne ab, eine Leuchtstoffröhre mit 40 W (220 V) strahlt dagegen 2300 lm ab. Also ungefähr 5mal soviel wie eine Glühlampe gleicher elektrischer Leistung.

Beleuchtungsstärke

Von praktischem Interesse ist jedoch die Helligkeit, die eine Lichtquelle auf einer Fläche erzeugt. Es wurde deshalb die Beleuchtungsstärke mit der Einheit **Lux** (lx) eingeführt. Auf einer Fläche von einem Quadratmeter herrscht ein Lux, wenn sie von einem Lichtstrom von einem Lumen gleichmäßig beleuchtet wird. Die Beleuchtungsstärke nimmt mit zunehmender Entfernung der Lichtquelle von der zu beleuchtenden Fläche ab. Eine Lichtquelle, die sich zum Beispiel zwei Meter entfernt von der Fläche befindet, beleuchtet die Fläche nur noch ein Viertel so hell.

In unserem Beispiel erzeugt der geringe Lichtstrom der Leselampe eine zu niedrige Beleuchtungsstärke. Erst in Verbindung mit der Deckenleuchte wird sie ausreichend für die Arbeit der Schwester.

6.2 Reflexion

Die Gastroskopie befasst sich mit der Ausleuchtung und Betrachtung des Magens. Der Patient muss einen flexiblen Schlauch schlucken. Durch diesen Schlauch gelangen Lichtstrahlen in den Magen und beleuchten ihn (Abb. 6.**1**). Widerspricht das der Tatsache, dass sich Lichtstrahlen stets geradlinig ausbreiten?

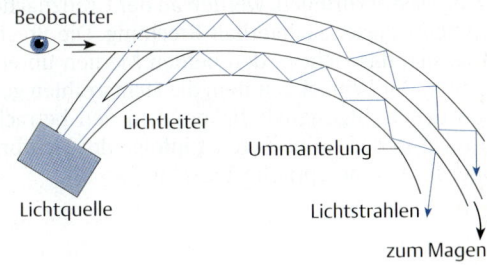

Abb. 6.**1** Lichtleiter. Der Lichtstrahl wird an der Grenzfläche Glasfaser-Ummantelung mehrmals gebrochen.

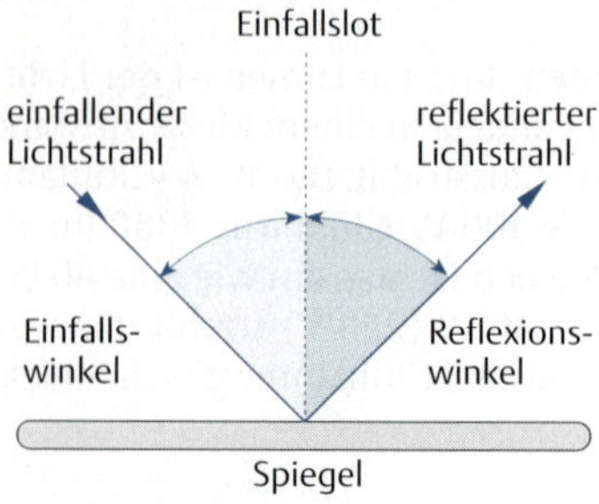

Einfallslot

einfallender
Lichtstrahl

reflektierter
Lichtstrahl

Einfalls-
winkel

Reflexions-
winkel

Spiegel

Abb. 6.2 Reflexion eines
Lichtstrahls an einem Spiegel.

Gelangt ein Lichtstrahl unter einem bestimmten Winkel (**Einfallswinkel**) auf einen Spiegel, so wird er unter dem gleichen Winkel (**Reflexionswinkel**) zurückgeworfen, er wird reflektiert (Abb. 6.**2**). Reflexionen treten immer an der Grenzfläche auf, wo zwei verschiedene Medien, zum Beispiel Luft-Wasser oder Luft-Kunststoff, aufeinander stoßen. Trifft ein Lichtstrahl unter einem Einfallswinkel auf diese Grenzfläche, so wird er unter dem Reflexionswinkel reflektiert. Das ist auch beim Magenschlauch der Fall. Er besteht aus einer Kunststoff- oder Glasfaser und ist mit einem anderen flexiblen Material ummantelt. Die Lichtstrahlen werden an der Grenzfläche mehrfach reflektiert und gelangen so in den Magen.

> **Merke:**
> Fällt ein Lichtstrahl auf die Grenzfläche zweier verschiedener Medien, so wird er teilweise reflektiert. Sein Reflexionswinkel ist gleich seinem Einfallswinkel (Reflexionsgesetz).

6.3   Brechung

Ein Patient füllt sein Zahnputzglas mit Wasser und stellt seine Zahnbürste hinein. Dabei glaubt er seinen Augen nicht mehr trauen zu können, denn die eben noch gerade Zahnbürste hat einen Knick bekommen (Abb. 6.**3**). Wie kommt das?

Lichtstrahlen, die aus einem Medium (z. B. Luft) in ein anderes Medium (z. B. Wasser) dringen, werden an der Grenzfläche gebrochen. In der Optik heißt dieser Sachverhalt Brechung. Die Brechung entsteht dadurch, dass sich das Licht in den beiden Medien unterschiedlich schnell ausbreitet. Der Winkel, mit dem die Lichtstrahlen gebrochen werden, hängt von den Lichtgeschwindigkeiten in den betrachteten Medien ab. Der „Knick" in der Zahnbürste ist infolge der Lichtbrechung an der Wasseroberfläche eine optische Täuschung.

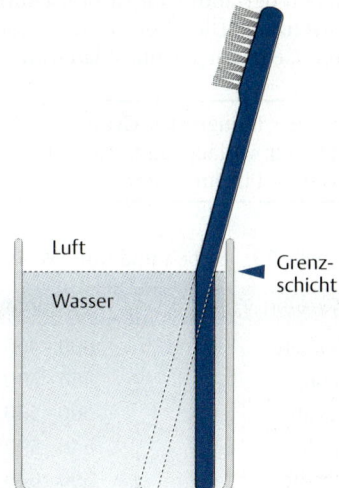

Luft

Grenz-schicht

Wasser

Abb. 6.**3** „Knick "des Zahnbürsten-stiels im Wasserglas, wie er bei schrägem Hineinsehen in das Glas zu beobachten ist. Zur besseren Über-sichtlichkeit ist hier der Querschnitt dargestellt. Die wirkliche Form des Stiels ist im Wasser gestrichelt ge-zeichnet.

6.4 Farben

Innerhalb des sichtbaren Lichts werden einzelne Lichtwellenlängenbe-reiche durch Farben gekennzeichnet. In Tabelle 6.**1** ist die Zuordnung der Wellenlängen zu den Farben angegeben. Das Farbspektrum weist drei vorherrschende Farben auf: **Blau, Grün** und **Rot.** Durch beliebiges Mi-schen dieser drei Farben (**additive Farbmischung**) kann jede beliebige Farbe erzeugt werden, so zum Beispiel:

Rot + Grün = Gelb
Rot + Blau = Purpur
Grün + Blau = Blaugrün
Rot + Grün + Blau = Weiß

Farbenpaare, die sich zu Weiß ergänzen, heißen **Komplementärfarben,** so zum Beispiel:

Komplementärfarbe zu Blau ist Gelb (= Rot + Grün)
Komplementärfarbe zu Grün ist Purpur (= Rot + Blau)
Komplementärfarbe zu Rot ist Blaugrün (= Grün + Blau)

Neben der additiven Farbmischung gibt es noch die **subtraktive Farbmischung**. Die drei Grundfarben für die subtraktive Farbmischung sind Gelb, Purpur und Blaugrün. So ergeben zum Beispiel:

Gelb + Blaugrün = Grün
Purpur + Blaugrün = Violett
Gelb + Purpur = Rot

Tabelle 6.**1**   Farben und ihre Wellenlängenbereiche in Luft

Farben	Wellenlängenbereich in nm
Violett	400–460
Blau	460–500
Grün	500–540
Gelb	540–590
Orange	590–620
Rot	620–700

Absorption

Eine Krankenschwester hat sich einen schönen roten Pullover gekauft. Sie möchte ihn gerne ihren Kolleginnen zeigen. Doch im Stationszimmer ist er nicht mehr so schön rot. Was ist geschehen?

Das auf den Pullover fallende Licht setzt sich aus verschiedenen Wellenlängen und damit Farben zusammen. Einige Wellenlängen werden von dem Pullover reflektiert und erzeugen im menschlichen Auge einen Farbeindruck. Die restlichen Wellenlängen werden von dem Pullover verschluckt. In der Optik heißt das **Absorption**. Die **reflektierten** Wellenlängen bestimmen den Farbeindruck. Wenn die Beleuchtung im Kaufhaus und im Stationszimmer sich aus verschiedenen Wellenlängen zusammensetzen, dann reflektiert und absorbiert der Pullover bei den beiden Lichtquellen unterschiedliche Wellenlängen (Abb. 6.**4**). Der Farbeindruck ist demnach unterschiedlich.

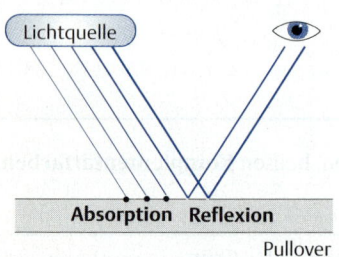

Abb. 6.**4**   Absorption und Reflexion von Wellenlängen einer Lichtquelle an einem Pullover.

6.5 Menschliches Auge

6.5.1 Anatomischer Aufbau

Der kugelförmige Augapfel ist von drei Hüllen umgeben (Abb. 6.**5**).

Äußere Haut

Sie besteht im wesentlichen aus der Lederhaut. Im vorderen Augenabschnitt geht sie in die völlig durchsichtige Hornhaut über.

Mittlere Haut

Sie gliedert sich in die Regenbogenhaut, den Ziliarkörper und die Aderhaut. Die Regenbogenhaut hat in ihrer Mitte ein Loch, die Pupille. Durch Ringmuskeln kann der Pupillendurchmesser verändert werden. Damit wird die Stärke der einfallenden Lichtstrahlen reguliert.

Der Ziliarkörper ist ein Mechanismus, der die Form der Linse verändern kann. Er ermöglicht die scharfe Abbildung unterschiedlich weit entfernter Gegenstände auf der Netzhaut. Entfernte Gegenstände erfordern eine flache Linse, nahe Gegenstände eine stärker gewölbte.

Die Aderhaut kleidet den Augapfel von innen aus. Sie ist sehr gefäßreich und dient der Ernährung des Augapfels.

Innere Haut

Das ist die Netzhaut. Sie ist der lichtempfindliche Teil des Auges. In ihrer äußeren Schicht liegen die Sehzellen. Im Zentrum der Netzhaut befinden

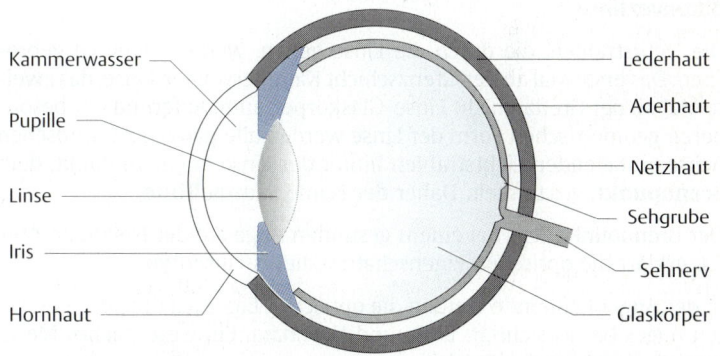

Kammerwasser	Lederhaut
Pupille	Aderhaut
Linse	Netzhaut
Iris	Sehgrube
Hornhaut	Sehnerv
	Glaskörper

Abb. 6.**5** Schnitt durch das menschliche Auge (schematisch).

sich auf einer Fläche von 5 mm^2 drei bis sechs Millionen Zapfzellen. Sie sind für das Farbsehen (Zapfen mit „f", wie Farbe) zuständig. Das Schwarz-Weiß-Sehen besorgen 75 bis 125 Millionen Stäbchenzellen.

Die Netzhaut besitzt zwei besonders gekennzeichnete Punkte, den gelben und den blinden Fleck. Der gelbe Fleck liegt in der Netzhautmitte und ist die Stelle schärfsten Sehens. Der blinde Fleck ist die Papille. An dieser Stelle mündet der Sehnerv in die Netzhaut. Dort befinden sich keinerlei Sehzellen.

Das Auge weist außerdem drei Räume auf (Abb. 6.**5**), die von den oben beschriebenen Hüllen umgeben sind:

Vordere Augenkammer

Sie ist mit klarem Kammerwasser gefüllt.

Hintere Augenkammer

Sie enthält das klare Kammerwasser und ist von den Aufhängefasern der Linse durchzogen.

Glaskörperraum

Er nimmt 65 % des Augapfelinhalts ein und ist mit einer weichen, gallertartigen Masse ausgefüllt.

Linse

Ein optisch wichtiger Teil des Auges ist die Linse (Abb. 6.**5**). Sie weist auf beiden Seiten eine nach außen zeigende Wölbung auf und heißt deshalb **Bikonvexlinse**.

Die Lichtstrahlen, die durch die Linse gehen, werden zweimal gebrochen. Das erste Mal an der Grenzschicht Kammerwasser-Linse, das zweite Mal an der Grenzschicht Linse-Glaskörperraum. Aufgrund der besonderen geometrischen Form der Linse werden alle parallel zur optischen Achse einfallenden Lichtstrahlen hinter der Linse in einem Punkt, dem **Brennpunkt**, gesammelt. Daher der Name **Sammellinse**.

Der Brennpunkt liegt bei einem gesunden Auge auf der Netzhaut. Abb. 6.**6** erklärt die optischen Eigenschaften dieses Linsentyps.

In der Augenheilkunde werden die optischen Eigenschaften des gesamten Auges berücksichtigt: Linse und Hornhaut. Ein wesentliches Merkmal des Auges ist die Brechkraft:

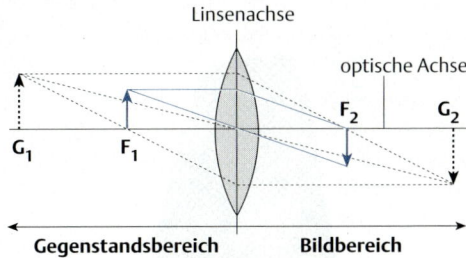

Abb. 6.**6** Lichtstrahlengang in einer Sammellinse (schematisch). Die Punkte F_1 und F_2 sind die Brennpunkte der Linse. Der Punkt F_2 liegt auf der Netzhaut. Der Pfeil wird von F_1 genau auf F_2 abgebildet (durchgehende Linie). Es entsteht ein scharfes Bild auf der Netzhaut. Der Pfeil in G_1 befindet sich außerhalb der Brennweite vor dem Auge und wird auf G_2 abgebildet. In F_2 entsteht deshalb ein unscharfes Bild (unterbrochene Linie).

> **Merke:**
> Brechkraft = n / Brennweite
>
> Die Einheit der Brechkraft ist die Dioptrie (dpt).
>
> 1 dpt = 1 / m
>
> Die Zahl n heißt Brechzahl und ist dimensionslos.

Die Brechkraft des gesamten Auges (ca. 60 dpt) setzt sich aus der Brechkraft der Augenlinse (ca. 15 dpt) und der Hornhaut (ca. 45 dpt) zusammen. Die Hornhaut ist also hauptsächlich verantwortlich für die Abbildung unserer Umwelt in unserem Auge.

Die Augenlinse ist in der Lage, ihre Brechkraft so zu verändern, dass jeweils unterschiedlich weit entfernte Gegenstände scharf auf der Netzhaut abgebildet werden (Abb. 6.**7**). Dieser Vorgang heißt Akkommodation.

Dabei ändert sich im wesentlichen die Krümmung der vorderen Linsenseite. An der Akkommodation sind die Linse, die Zonularfasern und der Ziliarmuskel beteiligt. Für die Ferneinstellung sind der Ziliarmuskel entspannt, die Zonularfasern gestrafft und die Linse abgeflacht. Für die Fer-

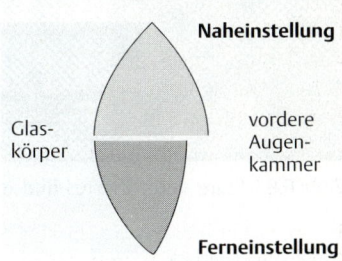

Abb. 6.**7** Nah- und Ferneinstellung der Augenlinse (Akkommodation).

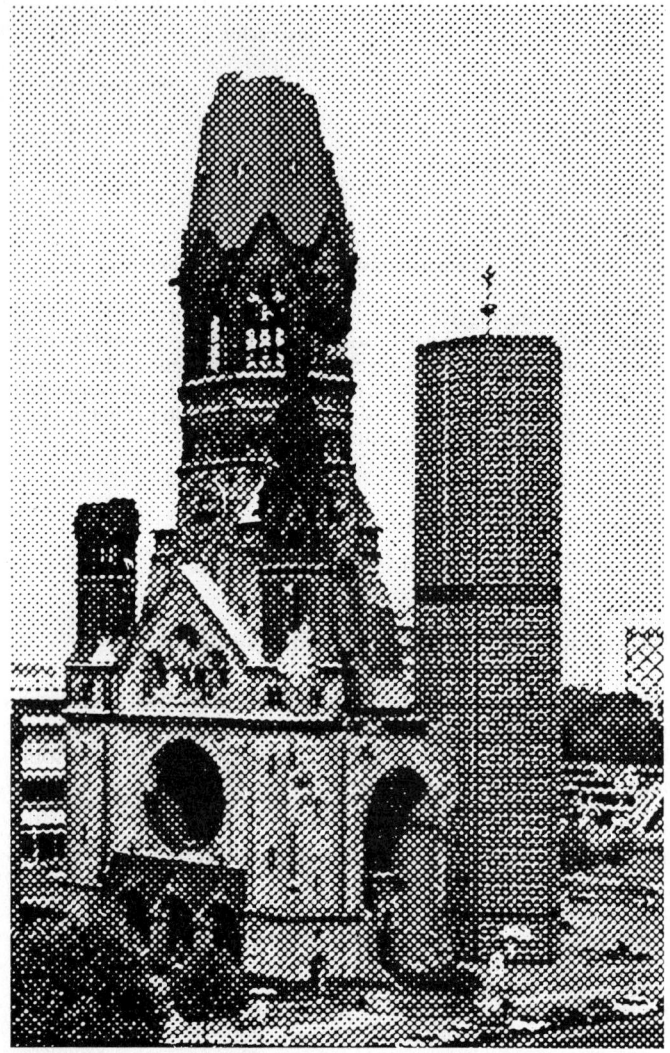

Abb. 6.**8** Stark vergrößertes Bild in einer Tageszeitung (Rasterbild).

neinstellung sind der Ziliarmuskel kontrahiert, die Zonularfasern schlaff und die Linse stark gewölbt. Mit zunehmender Entfernung der Gegenstände nimmt also die Krümmung der Linse ab.

6.5.2 Sehvorgang

Die Lichtstrahlen, die von einem betrachteten Gegenstand aus das Auge erreichen, durchdringen folgende Augabschnitte: Hornhaut, Kammerwasser, Linse und Glaskörper.

Jeder Abschnitt besteht aus einer anderen Substanz. Wesentlich ist die Grenzschicht, die die Hornhaut bildet. Nachdem die Lichtstrahlen dort gebrochen worden sind, gelangen sie auf die Netzhaut. Dort werden die Sehzellen gereizt. Jeder Lichtstrahl wird als Punkt auf der Netzhaut abgebildet. Die Lichtstrahlen eines Gegenstandes erzeugen demnach ein Bild, das aus lauter Punkten besteht, ähnlich dem Schwarzweiß-Raster einer Tageszeitungsabbildung (Abb. 6.**8**). Jeder Blickpunkt reizt die zugehörigen Zäpfchen und Stäbchen. Die Stäbchen enthalten einen lichtempfindlichen Farbstoff, der unter Licht abgebaut wird. Zu seiner Erneuerung ist das Vitamin A notwendig. Die Zäpfchen gliedern sich in rot-, grün- und blauempfindliche Zellen. Je nach Wellenlänge der Lichtstrahlung werden die entsprechenden Zellen gereizt.

Jede Reizung der Sehzellen hat schwache Aktionsströme zur Folge. Diese Ströme werden über Nervenbahnen an das Gehirn weitergeleitet und dort ausgewertet. Hier entsteht dann erst das eigentliche Bild. Bedingt durch die Abbildungseigenschaften der Sammellinse entsteht auf der Netzhaut ein Bild, das auf dem Kopf steht. Im Gehirn wird das korrigiert und ein aufrechtes Bild erzeugt.

6.5.3 Sehfehler und ihre Korrektur

Kurzsichtigkeit

Kurzsichtige Menschen leiden darunter, dass ihr Auge zu lang ist. Dadurch entsteht ein scharfes Bild bereits vor der Netzhautebene und ein unscharfes Bild auf der Netzhaut (Abb. 6.**9a**). Zur Korrektur muss die Bildebene auf die Netzhaut geschoben werden (Abb. 6.**9b**). Dazu verwendet man sogenannte Streulinsen. Sie weisen auf der einen Seite eine

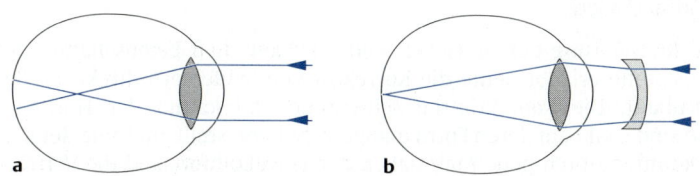

Abb. 6.**9** Kurzsichtigkeit, unkorrigiert (**a**) und korrigiert (**b**).

nach innen und auf der anderen Seite eine nach außen zeigende Wölbung (konvex-konkav Linsen) auf. Sie sammeln die Lichtstrahlen nicht,
sondern fächern sie auf. In Verbindung mit der Augenlinse erzielt man
damit die gewünschte Wirkung.

Übersichtigkeit

Bei übersichtigen Menschen liegt das durch die Augenlinse abgebildete
Bild hinter der Netzhaut (Abb. 6.**10a**). Durch eine zusätzliche Sammellinse wird der Sehfehler korrigiert (Abb. 6.**10b**). Die Brennweiten der beiden Linsen ergeben zusammen die Brennweite eines normalsichtigen
Auges.

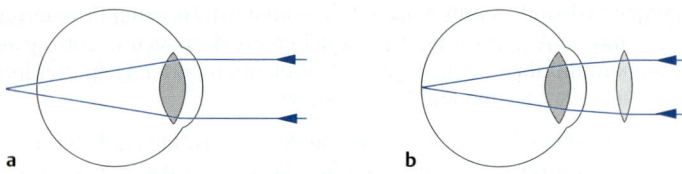

a b

Abb. 6.**10**   Weitsichtigkeit, unkorrigiert (**a**) und korrigiert (**b**).

Astigmatismus

Bei einem gesunden Auge hat die Hornhaut eine gleichmäßig ge-
krümmte Oberfläche. Nur so können die Lichtstrahlen, die in das
Auge fallen, in einem Punkt gesammelt werden. Astigmatismus heißt
Brennpunktmangel. Die einfallenden Lichtstrahlen können nicht in
einem Punkt vereinigt werden. Subjektiv werden Gegenstände als mit
einem Schatten versehen wahrgenommen.

Die Ursache liegt in der nicht gleichmäßig gekrümmten Oberfläche der
Hornhaut (der Leser möge sich einen leicht zusammengedrückten Ball
vorstellen).

Kontaktlinsen

Die Kultivierung der optischen und mechanischen Eigenschaften der
Kunststoffe erlaubt heute die Korrektur von Sehfehlern direkt auf der
Hornhaut. Die Kontaktlinsen schwimmen direkt auf der Hornhaut
und sind exakt auf deren Form maßgerecht hergestellt. Im Laufe der Jah-
re konnten durch neue Materialien der Tragekomfort und die Verträg-
lichkeit kontinuierlich gesteigert werden.

6.6 Unsichtbares Licht

UV-Licht

UV-Licht hat eine Wellenlänge von 100 nm bis 380 nm und liegt damit nicht im sichtbaren Bereich. Es ist für die Bildung von Vitamin D aus Ergastenin und für die Pigmentbildung der Haut wichtig. Der Wellenlängenbereich von 250 nm bis 270 nm hat eine besonders gute bakterizide Wirkung, die man zur Raumdesinfektion ausnutzt.

Infrarotlicht

Die Wellenlängen des Infrarotlichts liegen bei über 800 nm. Es ist damit nicht sichtbar. Seine wesentliche Eigenschaft beruht auf der Wärmewirkung. Die Temperatur der bestrahlten Körperpartien wird erhöht. Das überwärmte Blut transportiert die aufgenommene Wärme in den gesamten Organismus.

7 Strahlenphysik

7.1 Röntgenstrahlen

Ein junger Mann ist mit dem Verdacht auf einen Unterschenkelbruch ins Krankenhaus eingeliefert worden. Bevor irgendwelche therapeutischen Maßnahmen getroffen werden, wird der Unterschenkel geröntgt.

Das Ergebnis der Untersuchung ist eine stabile, flexible Kunststofffolie, auf der die beiden Unterschenkelknochen mit der Bruchstelle deutlich sichtbar sind (Abb. 7.1).

Würde die Untersuchung in einem sehr modern eingerichteten Krankenhaus stattfinden, so wäre das Ergebnis der Untersuchung auf einem modernen Monitor zu betrachten (Abb. 7.2).

Unabhängig von der Ergebnisdarstellung wollen wir der Frage nachgehen, wie diese Aufnahmen entstanden sind.

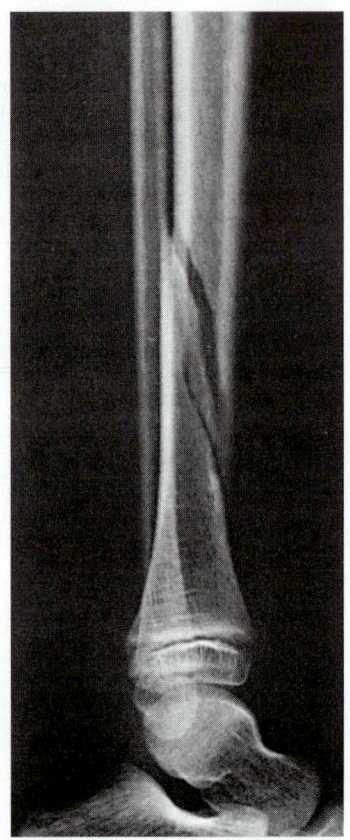

Abb. 7.1 Röntgenaufnahme eines gebrochenen Unterschenkels (aus: P. Thurn, E. Bücheler: *Einführung in die Röntgendiagnostik*, 6. Aufl. Thieme, Stuttgart 1979).

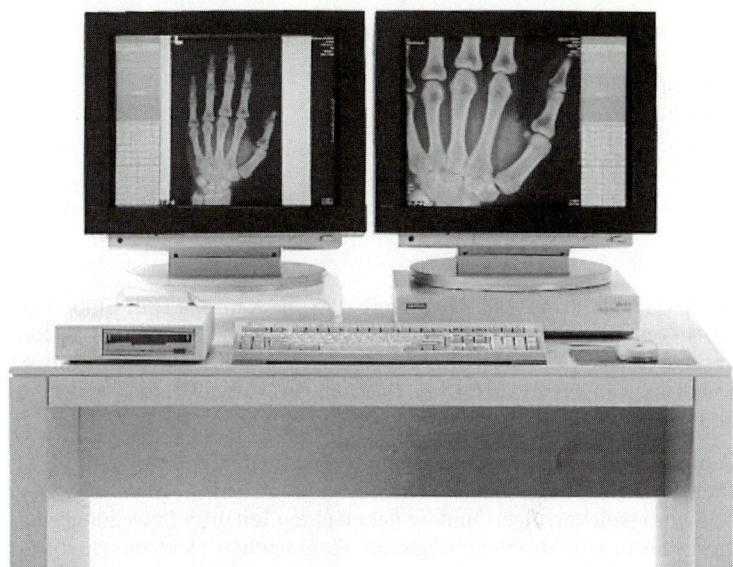

Abb. 7.**2** Moderner Arbeitsplatz zur Beurteilung von Röntgenaufnahmen mit vielseitigen Möglichkeiten der Detailuntersuchung, wie Zoomen, Ausschnitte, usw. (Fa. Siemens).

7.1.1 Entstehung der Röntgenstrahlen

Die Röntgenstrahlen entstehen in einer luftleeren Röntgenröhre. In den Glaskolben der Röntgenröhre (Abb. 7.**3**) sind zwei elektrisch leitende Drähte eingelassen. Der eine Draht ist die Kathode und der andere die Anode. Zwischen Kathode und Anode besteht eine sehr hohe elektrische Spannung von einigen 1000 Volt. Außerdem fließt durch die Ka-

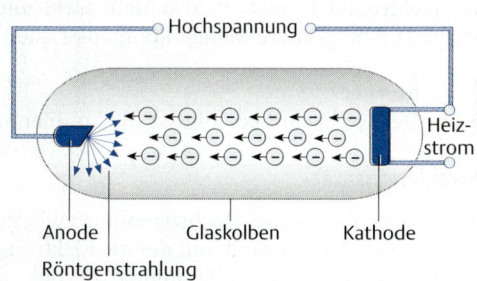

Abb. 7.**3** Aufbau der Röntgenröhre (schematisch).

Anode Glaskolben Kathode
Röntgenstrahlung

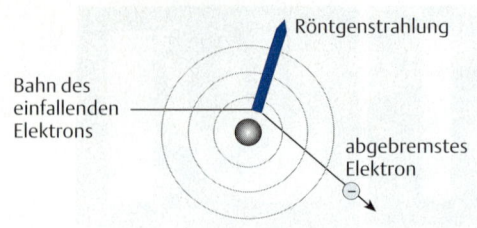

Röntgenstrahlung

Bahn des
einfallenden
Elektrons

abgebremstes
Elektron

Abb. 7.**4** Entstehung
der Röntgenstrahlen
(schematisch).

thode ein Heizstrom. Der ist so groß, dass die Kathode zum Glühen gebracht wird und Elektronen aus den Atomen des Kathodenmaterials freigesetzt werden. Diese Elektronen werden von der elektrisch positiven Anode angezogen und erreichen durch diese Kraft auf dem Weg zur Anode eine sehr hohe Geschwindigkeit.

Beim Aufprall dringen sie in die Atome des Anodenmaterials ein. Sie geraten in die Nähe der elektrisch positiven Atomkerne. Dort wird ihre Geschwindigkeit verringert und sie geben einen Teil ihrer Bewegungsenergie in Form von Strahlenenergie ab. Es entstehen elektromagnetische Wellen (Abb. 7.**4**), die nach ihrem Entdecker als Röntgenstrahlen bezeichnet werden. Aufgrund ihrer Entstehung werden sie auch Bremsstrahlen genannt. In der internationalen Literatur ist auch die Bezeichnung X-Strahlen üblich.

7.1.2 Strahlenintensität und Strahlenqualität

Der Bedienende des Röntgengerätes hat drei Möglichkeiten, auf die Röntgenstrahlen Einfluss zu nehmen,

Strahlenintensität

Durch Vergrößern des Heizstroms wächst die Menge der freigewordenen Elektronen. Es können also mehr Elektronen auf die Anode treffen und dort eine größere Menge Röntgenstrahlen auslösen.

Merke:
Der Heizstrom beeinflusst die Strahlenintensität.

Strahlenqualität

Durch Vergrößern der Hochspannung zwischen Kathode und Anode wird die Geschwindigkeit, mit der die Elektronen auf die Anode treffen, erhöht. Dadurch wird die Strahlung „härter".

Merke:
Die Hochspannung beeinflusst die Strahlenqualität.

Als dritte Möglichkeit kann die **Strahlungszeit** variiert werden.

7.1.3 Wirkung der Röntgenstrahlen

Obwohl der gesamte Unterschenkel des jungen Mannes (Kap. 7.1) mit den gleichen Röntgenstrahlen bestrahlt wurde, ergeben sich unterschiedliche Schwärzungen auf der Röntgenplatte. Wie kommt das?

Wenn Röntgenstrahlen auf ein Atom treffen, sind prinzipiell drei Vorgänge möglich (Abb. 7.5 – 7.7). Alle drei möglichen Vorgänge haben eines gemeinsam: die Röntgenstrahlung wird geschwächt.

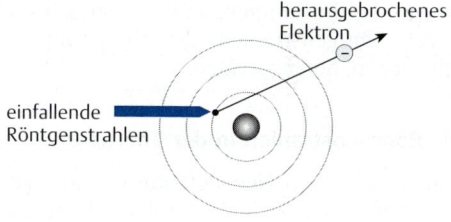

Abb. 7.**5** Die Röntgenstrahlen brechen aus der Schale des Atoms ein Elektron heraus und werden total absorbiert.

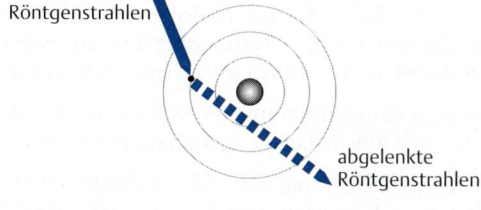

Abb. 7.**6** Die Röntgenstrahlen werden im Atom in ihrer Richtung abgelenkt, ohne an Strahlenqualität zu verlieren.

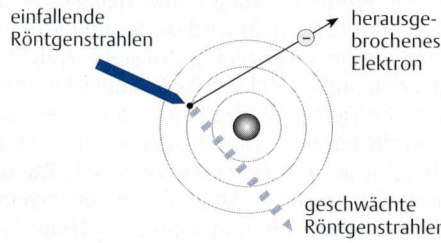

Abb. 7.**7** Die Röntgenstrahlen brechen aus den Schalen des Atoms ein Elektron heraus und die abgeschwächte Reststrahlung wird abgelenkt.

Die Schwächung hängt von der Dichte der durchstrahlten Materie und von der Strahlenqualität ab. Die Knochen des Unterschenkels verursachen aufgrund ihrer verhältnismäßig großen Dichte eine stärkere Schwächung als das Muskel- und Fettgewebe.

Photoplatte

Die flexible Photoplatte enthält eine lichtempfindliche Schicht (in Gelatine eingebettetes Silberhalogenid). Bei der Belichtung entsteht durch spurenweise Zersetzung des Silbersalzes ein unsichtbares Bild. Durch Eintauchen in den Entwickler (alkalische Lösungen von Hydrochinon) wird an den vom Licht getroffenen Stellen das Silberhalogenid zu schwarzem Silber reduziert. Im Fixierbad wird dann das unbelichtete Silberhalogenid entfernt.

Helle Stellen auf der Photo- bzw. Röntgenplatte deuten also auf ein Gewebe hin, das die Röntgenstrahlen stark schwächt. Dunkle Flächen werden von Röntgenstrahlen, die ein geringer schwächendes Gewebe durchdringen, hervorgerufen.

7.1.4 Röntgenstrahlen in der Therapie

Die unerwünschten Nebeneffekte der Röntgenstrahlen – Schädigung von Gewebe – werden in der Strahlentherapie ausgenutzt. Das jeweilige Krankheitsbild bestimmt die Wahl der einzusetzenden Strahlenart.

Nur noch selten werden Röntgenstrahlen in der Oberflächentherapie (z. B. oberflächige Hauterkrankungen) eingesetzt. Mittels formbarer Schablonen wird das Bestrahlungsfeld abgeschirmt. Verwendet werden bei dieser Therapieform ultraweiche Röntgenstrahlen.

In der Halbtiefentherapie (5–6 cm unter der Haut) werden hauptsächlich von Krebs befallene Lymphknoten bestrahlt.

In der Tiefentherapie wird mit sehr hohen Röhrenspannungen gearbeitet, um auch im Körperinnern die gewünschte Wirkung zu erzielen. Die Belastungsgrenze der Haut würde dabei schnell erreicht und zu Schädigungen führen. Deshalb wird die Strahlungsquelle entweder so bewegt, dass sie das Ziel im Körperinnern stets erreicht, aber z. B. über dem Körper pendelt und somit keine konstante Bestrahlung gleicher Hautpartien erfolgt. Die Tiefenwirkung kann noch verstärkt werden, wenn die Elementarteilchen beim Durchlaufen einer gewissen Strecke beschleunigt werden. Diese Linearbeschleuniger (Abb. 7.**8**) zählen heute zu den modernsten Geräten und erlauben neben der eigentlichen Bestrahlung auch die Planung (Abb. 7.**9**) und Simulation (Abb. 7.**10**) der Behandlung. Hier

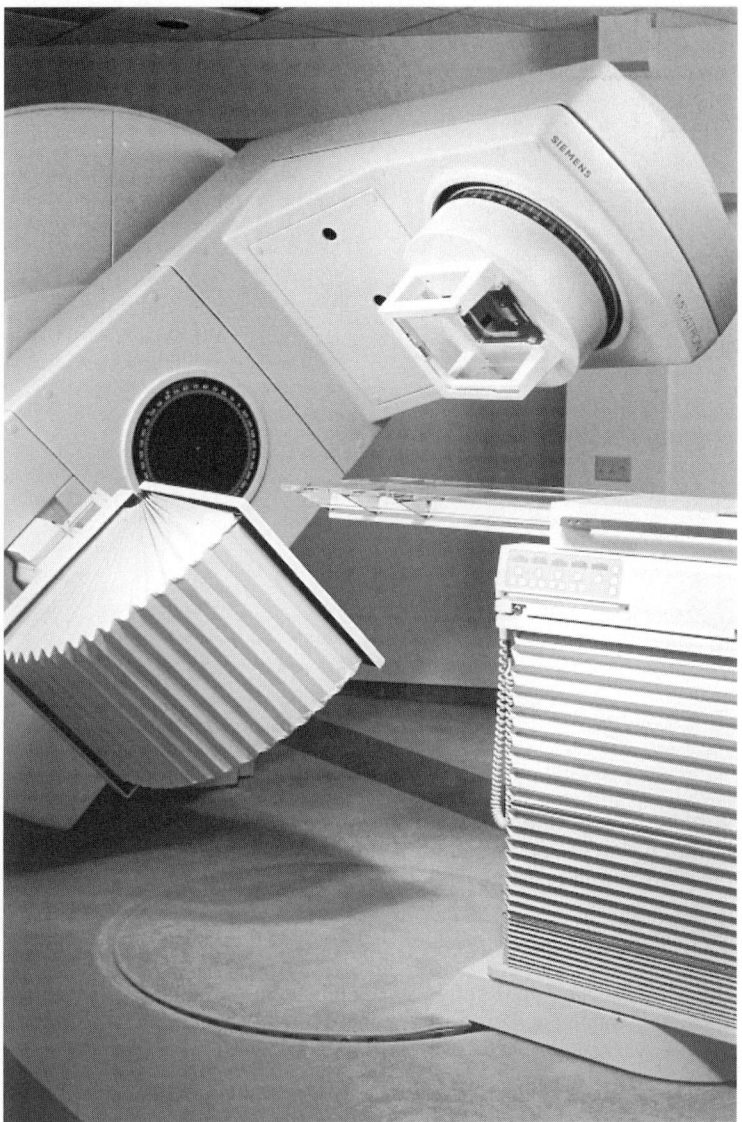

Abb. 7.**8** Linearbeschleuniger für die Strahlentherapie in allen Energiebereichen (Fa. Siemens).

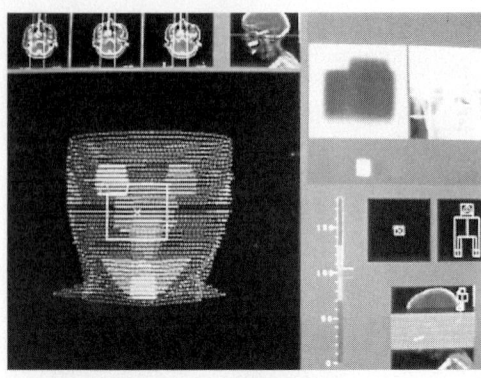

Abb. 7.**9** 3-dimensionales Bestrahlungsplanungssystem (Fa. Siemens).

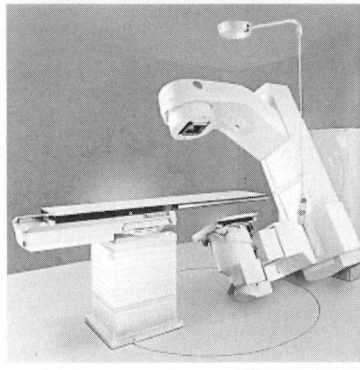

Abb. 7.**10** Bestrahlungssimulator (Fa. Siemens).

wird besonders eindrucksvoll demonstriert, dass der Einsatz von Computern für diese Verfahren und Techniken unabdingbar ist, ja eigentlich diese Verfahren erst möglich gemacht hat.

7.1.5 Gefahren der Röntgenstrahlen

Die Gefährlichkeit der Röntgenstrahlen besteht darin, dass sie lebendes Gewebe schädigen. Besonders gefährdet ist, neben den Keimzellen, schnell wachsendes Gewebe.

Röntgenstrahlen sind in der Lage, Elektronen aus den Schalen der Atome zu brechen. Dadurch werden in den meisten Fällen chemische Bindungen zerstört. So kann es z. B. zum Zelltod, zur Inaktivierung eines Fermentes, zu einem Bruch an der DNS oder zur Inaktivierung an den Mitochondrien kommen.

Aus diesem Grund dürfen schwangere Frauen nur in begründeten Ausnahmefällen in Kontakt mit Röntgenstrahlen kommen. Allgemein müssen Patienten und Personal vor den Strahlen geschützt werden. Das geschieht in der Regel durch einen geeignet geformten Bleischutz. 3 mm dickes Blei ist für Röntgenstrahlen undurchlässig.

Merke:
Die Gefährlichkeit der Röntgenstrahlen besteht darin, chemische Bindungen zu zerstören.

7.2 Radioaktive Strahlung

Ein Zweig der Humanmedizin ist die Radionuklearmedizin. Ihre Stationen sind durch ein besonderes Schild (Abb. 7.**11**) gekennzeichnet. Was geht in diesen Stationen vor?

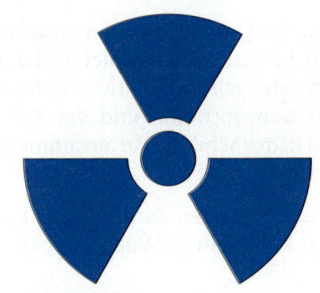

Nicht nur Röntgenröhren liefern elektromagnetische Strahlen, die die Materie durchdringen können und in ihr unterschiedlich absorbiert werden. Es gibt auch eine ganze Reihe natürlicher oder künstlich erzeugter chemischer Elemente, z. B. Uran, Kobalt

Abb. 7.**11** Warnschild für den radioaktiven Kontrollbereich.

und Radium, deren Atomkern nicht stabil ist. Er sendet mit mehr oder weniger großer Wahrscheinlichkeit nach einer gewissen Zeit sehr energiereiche Teilchen (He-Atomkerne: α-Teilchen – Elektronen: β-Strahlung) oder elektromagnetische Strahlung extrem hoher Frequenz (γ-Strahlung) aus.

Solche instabilen Substanzen nennt man **radioaktiv**. Die ausgesandte Energie heißt im Oberbegriff radioaktive Strahlung (Abb. 7.**12**). Die instabilen Atome sind die Radionuklide.

Die γ-Strahlen können wie die Röntgenstrahlen zur Diagnose und Therapie von Krebserkrankungen herangezogen werden. Die Behandlung mit der Strahlung des radioaktiven Kobalt ist besonders erfolgreich.

Der Stoffwechsel erkrankter Organe wird untersucht, indem dem Patienten geringe Konzentrationen radioaktiver Substanzen verabreicht wer-

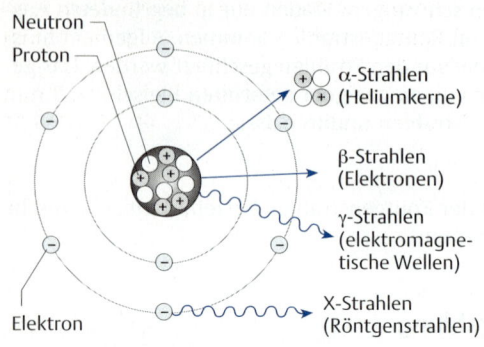

Abb. 7.**12**   Radioaktive Strahlung (schematisch).

den. Sie lassen sich dann anhand der ausgesandten Strahlung lokalisieren. So wird zum Beispiel die Funktion und Größe der Schilddrüse durch ein schwach-radioaktives Jodpräparat geprüft und gemessen. Anhand der Konzentration und der Zeit, in der sich das radioaktiv markierte Jod in der Schilddrüse ansammelt, sind Schlüsse über den Zustand dieses Organs möglich.

Ähnlich können Tumore durch die Anreicherung radioaktiver Stoffe in den krankhaften Wucherungen diagnostiziert werden.

7.3   Strahlenschutz

7.3.1 Strahlendosis

Auf den Stationen der Nuklearmedizin laufen alle Beschäftigten mit einer besonderen Plakette herum. Warum?

Alle radioaktiven Strahlen können den Organismus der Lebewesen schädigen, im Extremfall sogar zerstören. Beim Eindringen in den Körper erzeugen die radioaktiven Strahlen elektrisch geladene Atome, die Ionen. Sie verändern und schädigen dadurch den lebenden Organismus.

Die verschiedenen Krankheitserscheinungen wie Unwohlsein, Hautrötungen oder sogar Strahlungskrebs, sind abhängig von der Strahlenenergie, die im Gewebe absorbiert wird.

Die Strahlendosis ist ein Maß für die in einem Kilogramm des Stoffes absorbierte Strahlungsenergie.

Die biologische Wirksamkeit einer radioaktiven Strahlung ist bei gleicher Strahlendosis aufgrund von Nebenwirkungen im Gewebe nicht für alle Strahlen gleich. Die **Äquivalentdosis** berücksichtigt diese schädigende Wirkung. Ihr Wert zeigt die Gefährlichkeit einer Strahlung an.

> **Merke:**
> Die Äquivalentdosis ist ein Maß für die schädigende Wirkung radioaktiver Strahlung auf den Menschen.
>
> Die Maßeinheit der Äquivalentdosis D_q ist das **rem** (**r**öntgen **e**qui-valent **m**an).

7.3.2 Toleranzdosen

Jeder Mensch empfängt im Verlauf seines Lebens durch radioaktive Strahlung aus dem Weltraum eine Äquivalentdosis von etwa 10 rem. Ähnliche Strahlendosen sind für den Organismus im allgemeinen harmlos, trotzdem ist die schädigende Wirkung auf die Erbanlagen nicht zu vernachlässigen. Tödlich sind kurzfristige Strahlungsdosen im Bereich des ganzen Körpers von über 400 rem.

Toleranzdosen, die ein Mensch noch ohne Schädigung seiner Gesundheit ertragen kann, sind in der Strahlenschutzverordnung gesetzlich vorgeschrieben. Pro Jahr sind nur 5 rem Äquivalentdosis zugelassen. Jede Person an strahlungsgefährdeten Arbeitsplätzen ist gesetzlich dazu verpflichtet, die eingefangene Strahlung zu registrieren. Dazu sind Messgeräte (Abb. 7.**13**), die Dosimeter, während der Arbeitszeit zu tragen.

Es handelt sich hierbei entweder um für radioaktive Strahlung empfindliche Photoplatten oder um elektronische Ansteckinstrumente, die die Strahlungsdosis direkt in mrem (Tausendstel rem) anzeigen.

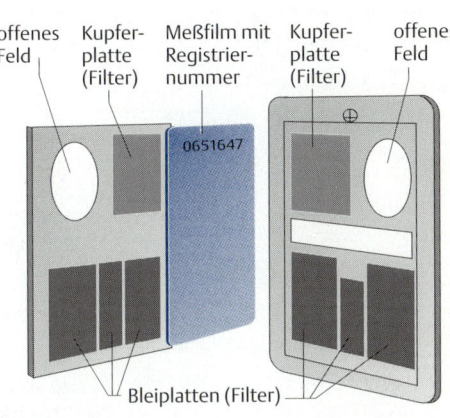

offenes Feld   Kupferplatte (Filter)   Meßfilm mit Registriernummer   Kupferplatte (Filter)   offenes Feld

0651647

Abb. 7.**13** Aufgeklappte Filmplakette zur Personendosismenge (aus: *Radiologie und Strahlenschutz*, Heidelberger Taschenbücher Bd. 112, Springer, Heidelberg 1972).

Bleiplatten (Filter)

Merke:

Wichtige Regeln für den Strahlenschutz:

- **Sicherheitsvorschriften beachten** (s. Warnschild „Radioaktiver Kontrollbereich").
- **Einen möglichst großen Abstand zum Strahlungsherd halten.** Wie die Helligkeit einer Lampe nimmt die pro Sekunde auftreffende Strahlendosis des radioaktiven Präparats ab. In doppelter Entfernung beträgt sie nur noch ein Viertel.
- **Schutzmaßnahmen konsequent durchführen.** Schutzkleidung, wie Bleischürzen, abschirmende, Strahlung absorbierende Wände und Fenster reduzieren die Strahlungsgefahr.
- **Präparate aus dem strahlungsabsorbierenden Tresor nur zur unmittelbaren Anwendung herausnehmen.**

Bei sachgemäßem Verhalten ist die Angst vor der radioaktiven Strahlung völlig unbegründet!

8 Bildgebende Diagnoseverfahren

Heute weitverbreitete bildgebende Diagnoseverfahren wurden bereits u. a. im Abschnitt Ultraschalldiagnostik in ihrer prinzipiellen Wirkungsweise beschrieben. Bei diesen Verfahren handelt es sich in ihrem alltäglichen Einsatz um Verfahren mit zweidimensionaler Darstellung.

So wird eine Bildplatte mit den Röntgenstrahlen entsprechend der Struktur des durchstrahlten Objekts belichtet. Im Ultraschallverfahren wird die reflektierte Strahlung von einer Vielzahl von Detektoren erfasst und als Helldunkel-Muster auf einem Bildschirm dargestellt.

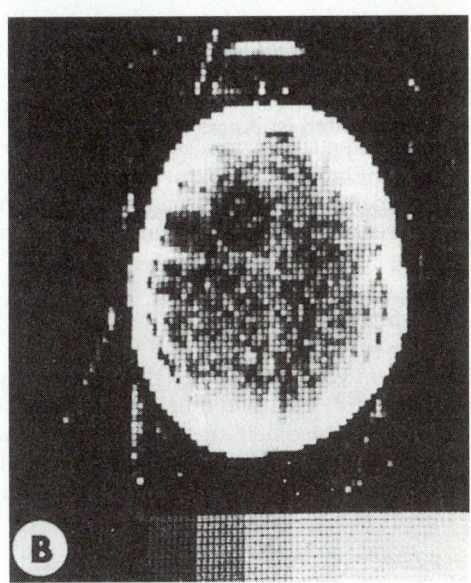

Abb. 8.**1** Erstes mit dem EMI-Scanner aufgenommenes Computertomogramm des Hirnschädels (1977) (aus: K.-H. Hübner: *Computertomographie des Körperstammes*, Thieme, Stuttgart 1985).

Schon recht früh bestand in der Medizin der Wunsch, den menschlichen Körper mit geeigneten Diagnoseverfahren auch dreidimensional darzustellen. So kann mit einem zweidimensionalen Verfahren zum Beispiel zwar etwas über die Lage und Breite eines Tumors gesagt werden, nichts jedoch über seine Tiefe und Struktur.

Die Grundlagen dazu, mit einem zweidimensionalen Aufnahmeverfahren zu einem dreidimensionalen Bild zu kommen, wurden 1917 von dem Mathematiker Radon gelegt. Er bewies, dass es mathematisch möglich ist, einen beliebigen dreidimensionalen Körper, der aus endlich vielen Teilen zusammengesetzt ist, durch die gleiche Anzahl mathematischer Gleichungen, die die Eigenschaften des Körpers beschreiben, darzustellen.

Erst in den späten 60er Jahren gelang es, einen ersten Prototypen zu bauen, der dieses mathematische Modell umsetzte.

In den Folgejahren wurden diese Verfahren stetig verbessert. Die zunehmende Leistungsfähigkeit der Datenverarbeitung erlaubte die Beschreibung immer feinerer Körper und somit die Berechnung immer komplexerer Gleichungssysteme. Mit der Computerauswertung und den dazugehörigen Bildschirmen wurde auch die dreidimensionale Darstellung der untersuchten Körper oder Körperteile möglich.

In den letzten Jahren wurden auch völlig neue Aufnahmeverfahren entwickelt. Höhepunkt der aktuellen Entwicklung ist die dreidimensionale Echtzeitdarstellung von Körpern oder Körperteilen, wodurch völlig neue Diagnose- und Therapieverfahren möglich wurden.

8.1 Szintigraphie

Bei diesem Verfahren werden dem Patienten geeignete Substanzen verabreicht (z. B. Radio-Jodid bei der Schilddrüsenuntersuchung), die mit radioaktiven Nukliden angereichert sind. Sie werden dann in den zu untersuchenden Organen (hier z. B. Schilddrüse) eingelagert. Die von dem Organ emittierte Gamma-Strahlung wird dann von den Szintillationszählern (Abb. 8.**2**) erfasst.

Der Zähler wird gleichmäßig Reihe für Reihe über die Körperpartie geführt, an der sich das Organ befindet und erfasst die Gamma-Quanten. Diese gelangen auf einen Kristall im Zählrohr und werden in Licht umgewandelt. Das Licht gelangt auf ein lichtempfindliches Bauteil und erzeugt einen Elektronenstrom. Die Elektronen werden als Impuls gezählt und sind direkt proportional zu den Gamma-Quanten.

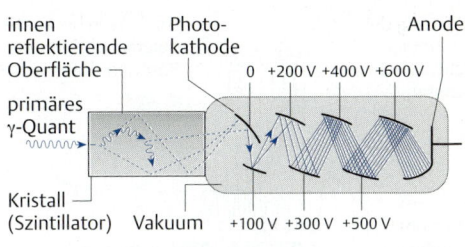

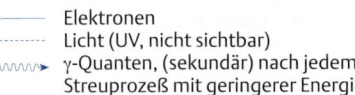

Abb. 8.**2** Szintillationszähler (Prinzip) (aus: W. Hellenthal: *Physik*, Thieme, Stuttgart 1988).

——— Elektronen
········· Licht (UV, nicht sichtbar)
∿∿∿∿▶ γ-Quanten, (sekundär) nach jedem Streuprozeß mit geringerer Energie

Es sei daran erinnert, dass die Gammastrahlung eine elektromagnetische Strahlung ist. In ihren Eigenschaften ist sie mit dem Licht vergleichbar. Sie besteht aus einzelnen Wellenpaketen, die man Gammaquanten nennt.

8.2 Computertomographie

Eine technisch sehr aufwendige Weiterentwicklung der „einfachen" Röntgenaufnahme wird als Computertomographie bezeichnet. Hierbei kreist die Röntgenröhre um die Längsachse des menschlichen Körpers. Während dieser Kreisbewegung werden eine Vielzahl von Röntgenaufnahmen gemacht, die aber nicht zu einzelnen Röntgenbildern führen,

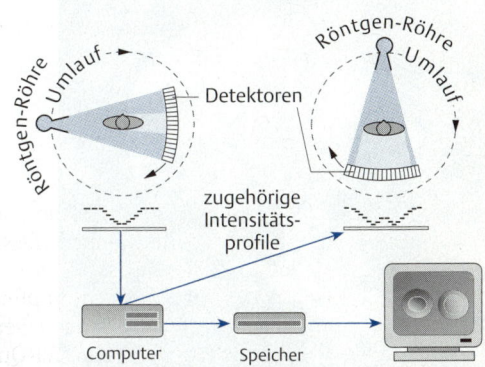

Abb. 8.**3** Schema der Röntgen-Computer-Tomographie (aus: W. Hellenthal: *Physik*, Thieme, Stuttgart 1988).

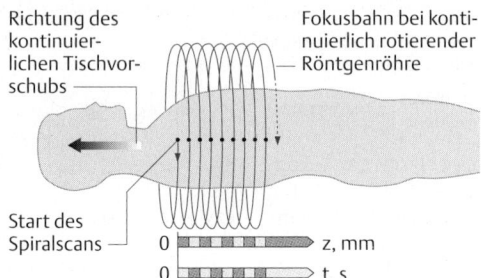

Richtung des kontinuierlichen Tischvorschubs

Fokusbahn bei kontinuierlich rotierender Röntgenröhre

Start des Spiralscans

0 → z, mm

0 → t, s

Abb. 8.**4**　Aufnahmegeometrie bei Spiral-CT. Während der Aufnahme mit kontinuierlich kreisendem Messsystem wird der Patient synchron zur Aufnahme verschoben (Fa. Siemens).

sondern in einem angeschlossenen Hochleistungsrechner zu einem sogenannten Schichtbild zusammengesetzt werden. Der behandelnde Arzt kann festlegen, in welchen Abschnitten wieviel Schichtaufnahmen mit welchem Abstand zu machen sind. Ein gespritztes Kontrastmittel reduziert zum einen die Röntgendosis und zum anderen verhilft es zu deutlicheren Aufnahmen.

Es ist heute durchaus in der Computertomographie üblich, Organe durch einzelne aufeinander folgende Schichtaufnahmen darzustellen. Diese Vorgehensweise hat sich bewährt, weist aber trotzdem einige Nachteile auf. Die Untersuchungszeit ist gegenüber der eigentlichen Aufnahmezeit deutlich verlängert. Nach jeder Schichtaufnahme muss der Tisch wieder weitergeschoben werden, der Patient muss die gleiche Atmungsposition einnehmen, wird ein Kontrastmittel benutzt, so kann dessen maximale

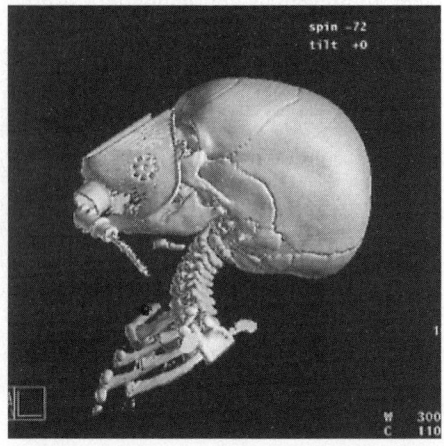

Abb. 8.**5**　3-dimensionale Darstellung des Schädels (Fa. Siemens).

Wirkung nur für wenige Aufnahmen ausgenutzt werden. Bei atembe-wegten Organen kann es immer wieder zu Doppelaufnahmen und Auf-nahmeausfällen kommen.

Einen deutlichen Fortschritt hat die sogenannte Spiral-Computertomo-graphie (Abb. 8.**4**) gebracht. Der Patient wird mit einer sehr langsamen, gleichförmigen Bewegung durch den Tomographen geschoben und gleichzeitig kreist die Röntgenröhre um ihn herum.

Mit diesem Verfahren lassen sich sehr beeindruckende dreidimensio-nale Rekonstruktionen von Körperteilen durchführen. Besonders gut ge-eignet ist dieses Verfahren für die Darstellung von Gefäßen, die sich durch Puls und Blutfluss nie in einer eigentlichen Ruhelage befinden.

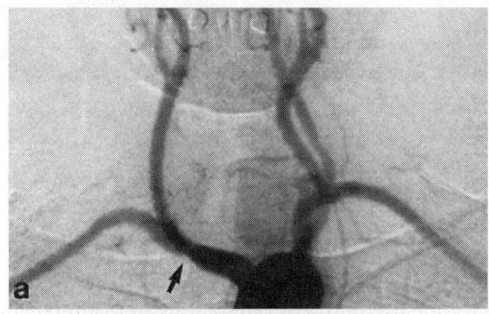

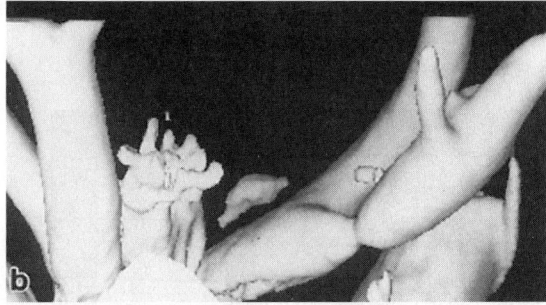

Abb. 8.**6** Gefäßaufnahme im Vergleich (**a**) normale Röntgenaufnahme, (**b**) 3-dimensionale Spiral-CT. Patientin mit Symptomen eines rechtsseitigen Subclavian-steal-Syndroms. In der arteriellen DSA (**a**) fehlende Darstellung der A. vertebralis; bei den gewählten Projektionen konnte die Subclaviaste-nose (Pfeil) nicht überlagerungsfrei abgebildet werden. Die Spiral-CT mit Kontrastmittel zeigt in der 3-dimensionalen Oberflächenrekonstruktion (**b**) eine zirkuläre Stenose der A. subclavia mit poststenotischer Dilatation (Fa. Siemens).

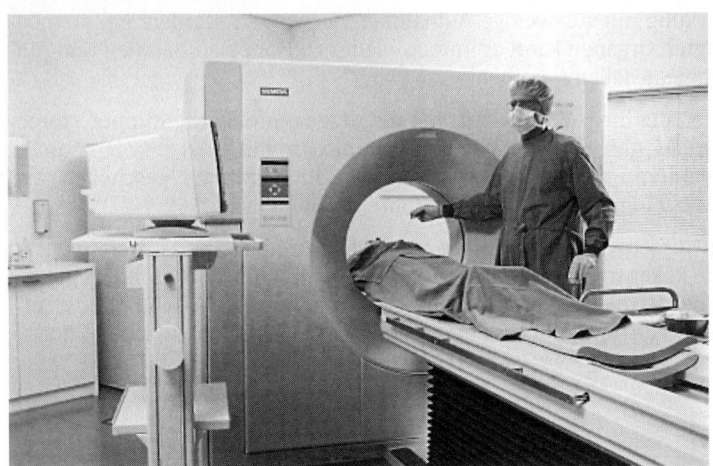

Abb. 8.**7**   Spiral-CT während der Intervention (Fa. Siemens).

Dank modernster und schneller Rechner in den Anlagen kann diese Technologie auch für die Überwachung während der Intervention (Abb. 8.**7**) benutzt werden. Die Echtzeit-Darstellung erlaubt zum Beispiel die präzise Überwachung der Positionierung von Herzkathedern.

Das führende Medium zur Darstellung der Untersuchungsergebnisse ist der Bildschirm (Abb. 8.**8**). Die Möglichkeit der Belichtung von Filmen ist natürlich auch jederzeit gegeben.

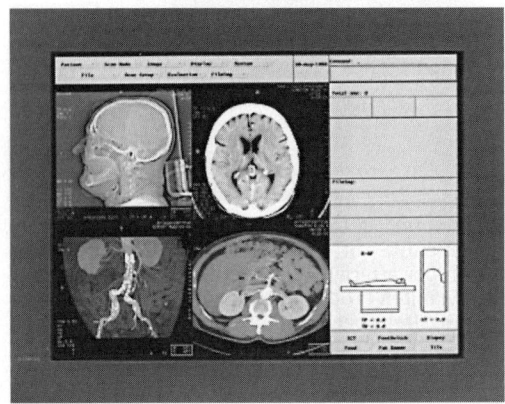

Abb. 8.**8**   Monitor an einem CT (Fa. Siemens).

8.3 Magnetoresonanztomographie

Die mit diesem Verfahren verknüpften Untersuchungsmethoden kommen ohne ionisierende Strahlen (Röntgenstrahlen oder Radioaktivität) aus. Ausgenutzt wird eine Eigenschaft des Atomkerns. Dieser besteht aus einer Anzahl Protonen (ungeladene Teilchen). Im Atomkern werden alle Teilchen durch Bindungskräfte zusammengehalten. Die Kombination aus Protonen und Neutronen gibt dem Atomkern ein für ihn charakteristisches magnetisches Moment und einen resultierenden mechanischen Drehimpuls (**Kernspin**). Wirken auf die Atomkerne einer Substanz keine äußeren magnetischen Kräfte, so haben sie keine geregelte Orientierung (Abb. 8.**9**). Unter dem Einfluss eines Magnetfeldes richten sie sich aber aus.

Auf Abb. 8.**9** Abbildung ist gut zu erkennen, dass sich einige Kerne nach oben und einige nach unten ausgerichtet haben. Für beide Orientierungen gilt, dass die jeweiligen Energien sich geringfügig unterscheiden. Eine Umorientierung kann also durch Hinzufügen oder Abführen von Energie erreicht werden. Das kann technisch durch ein Hochfrequenzfeld realisiert werden. Die Frequenz, bei der diese Umorientierung erreicht werden kann, ist charakteristisch für die jeweilige Atomkernart. Man spricht hier auch von einer **Resonanzfrequenz**.

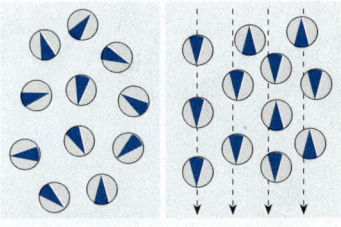

Abb. 8.**9** Orientierung der magnetischen Momente von Atomkernen, links ohne, rechts mit äußerem Magnetfeld (aus: W. Hellenthal: *Physik*, Thieme, Stuttgart 1988).

In der Magnetoresonanztomographie (auch Kernspintomographie genannt) werden die oben beschriebenen Effekte ausgenutzt. Speziell werden die mit dem Kernspin zusammenhängenden magnetischen Momente ausgewertet. Der menschliche Körper enthält eine Reihe von Atomarten, die sich für die Messungen eignen. Falls erforderlich, können auch geeignete Kontrastmittel eingesetzt werden.

Die Vorteile der MR-Tomographie liegen insbesondere in einem höheren Kontrastverhalten und einer besseren Darstellbarkeit von Veränderungen in den Organen (Abb. 8.**10 – 12**).

Auch bei diesen diagnostischen Verfahren müssen Sicherheitsvorschriften beachtet werden. So dürfen sich zum Beispiel keine ferromagnetischen Materialien im Untersuchungsraum befinden (Implantate oder Uhren, Brillengestelle usw.).

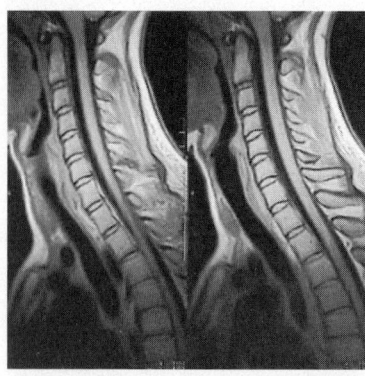

Abb. 8.**10**   MR-Aufnahme der Halswirbelsäule (Fa. Siemens).

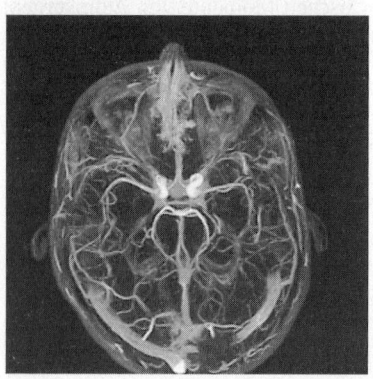

Abb. 8.**11**   Hochauflösende MR-Angiographie im Gehirn zeigt detailliert Arterien und Venen, ohne Kontrastmittel (Fa. Siemens).

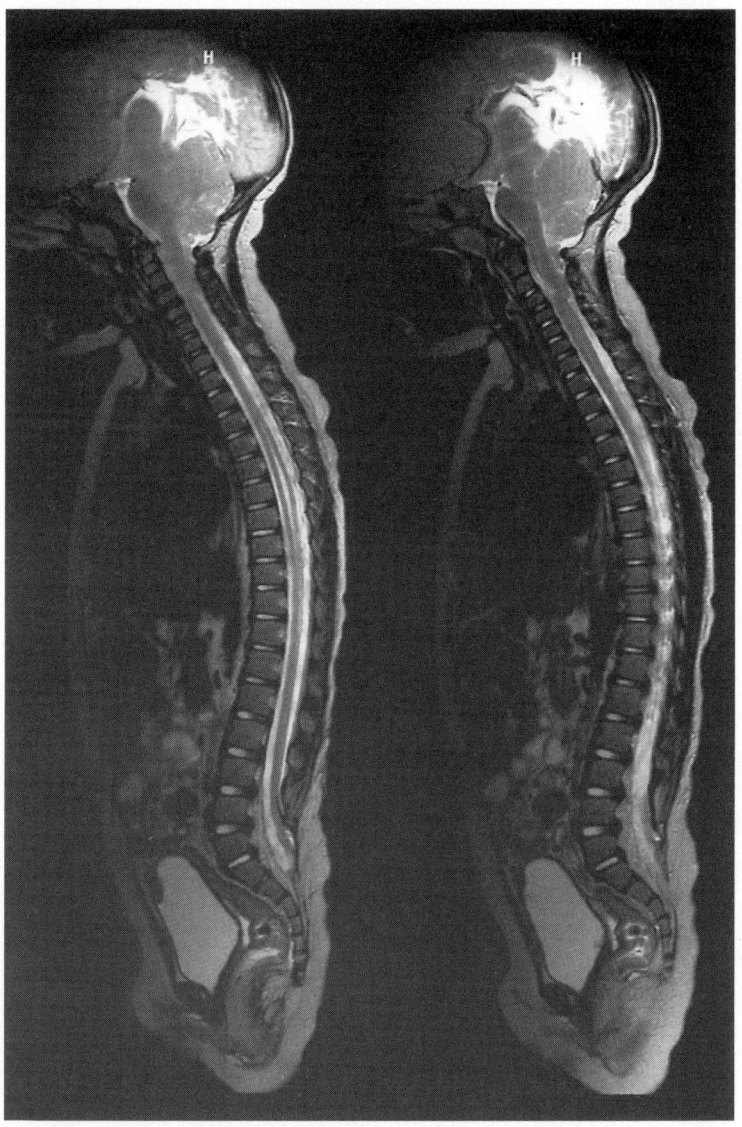

Abb. 8.**12** MR-Aufnahme der gesamten Wirbelsäule bei einer Aufnahme- und Rechenzeit von 5 Minuten (Fa. Siemens).

Literatur

Bauer, W.: Computergrundwissen. Falken, Niedernhausen/Ts. 1989

Bergveld, P.: Elektromedizinische Gerätekunde. Thieme, Stuttgart 1978 (vergriffen)

Boenick, U.: Biomedizinische Technik I + II. Vorlesungsumdruck. TU Berlin 1979/80

Brandis, H. J. von: Anatomie und Physiologie für Schwestern und ärztliche Mitarbeiter. Fischer, Stuttgart 1988

Faller, A.: Der Körper des Menschen. 12. Aufl. Thieme, Stuttgart 1995

Fleischer, K.: Hals-Nasen-Ohren-Heilkunde für Krankenpflegeberufe. 6. Aufl. Thieme, Stuttgart 1994

Gillmann, H.: Physikalische Therapie, 5. Aufl. Thieme, Stuttgart 1981 (vergriffen)

Geisler, L.: Innere Medizin. Bd. I und II. 12. Aufl. Kohlhammer, Stuttgart 1986

Hammer, A., K. Hammer: Taschenbuch der Physik, 4. Aufl. Lindauer, München 1968

Hellenthal, W.: Physik, 4. Aufl. Thieme, Stuttgart 1988 (vergriffen)

Hollwich, F., B. Verbeck: Augenheilkunde für Krankenpflegeberufe, 4. Aufl. Thieme, Stuttgart 1988

Hübner, K.-H.: Computertomographie des Körperstammes. Thieme, Stuttgart 1985 (vergriffen)

Juchli, L.: Pflege. 8. Aufl. Thieme, Stuttgart 1998

Kresse, H.: Kompendium Elektromedizin, 2. Aufl. Siemens, Berlin 1978

Lüders, D.: Lehrbuch für Kinderkrankenschwestern. 12. Aufl., Bd. I. Enke, Stuttgart 1997

Marsch, D.: EDV. Kohlhammer, Stuttgart 1991

Ramm, B., N. Hahn: Physikalische Grundlagen der Physiologie. Thieme, Stuttgart 1974 (vergriffen)

Scherer, E.: Strahlentherapie, 4. Aufl. Thieme, Stuttgart 1989

Schröder, U. G.: Physik für Mediziner. Ferdinand Enke Verlag, Stuttgart 1993

Seibt, W.: Physik für Mediziner, 3. Aufl. Chapman & Hall, Weinheim 1996

Vogel, H.: Gerthsen Physik, 18. Aufl. Springer, Berlin Heidelberg 1995

Sachverzeichnis